児童精神科医が語る

響きあう心を育てたい

佐々木　正美　著

岩崎学術出版社

もくじ

第一部　子どもの発達と家族

第一部　子どもの発達と家族

第一章　子どもを育てる
——母なるものと父なるもの

はじめに

　わが国の子どもたちは、近年、保育園でも小学校でも、保育者や教師と一対一の関係を求める傾向が強くなってきたといわれます。そしてそういう傾向を強く示す子どもほど、友達と共有し合う時間を楽しめないのだそうです。

　その理由は簡単です。子どもたちはそれぞれが自分の親や祖父母など家族の大人や、地域社会の大人との個人的関係に満足していないのです。そういう大人たちに、十分に依存し、愛され大切にされてきたという経験や実感が不足しているのです。子どもは自分が、保護者としての大人から、十分に大切に扱われ育てられてきたという体験や実感がないうちは、自律的に他者と交わることができません。相手の立場を思いやりながら、しかも相手と楽しく交わるなどという自立的な行動は、決してとることはできないのです。

このようなことは、幼少期だけのことではなく、思春期や青年期に至っても同じだということは、近年の青少年が示す親やそのほかの他者への殺傷事件などによく反映されていると思います。おそらくこのことは、そのまま大人になっても同じことなのでしょう。子どもはまず幼少期に、保護者としての他者から、自分が望んだようなやりかたで、十分に愛され大切にされたという経験をすることなしには、自律的に、そして当然、自立的に社会的な行動を開始することはないということです。

私は過去三十年近くに及ぶ保育園の保育者との、各地の定期的で継続的な交わりのなかで、この事実を終始一貫して教えられてきました。

仲間と遊び、人間を信じるために

子どもに限らず人間が、他者と安心して交わるためには、相手を、すなわち人間を、基本的なところで信じることができるように、育てられてこなければならないと思います。そのために、幼少期からの年上の子どもに導かれての友達や仲間との遊びが、どれだけ重要な意味をもっていたかということを、近年、月日がたつとともにますます実感しないわけにはいかなくなったという思いでいます。

仲間がいたから、こんなに楽しい時間を共有することができたのだという感情を、毎日友達と分かち合うことが、仲間を通してあらゆる人間を基本的なところで信じることができるようになるために、どれほど重要な意味をもっていたのか、あらためて実感しないわけにはいきません。

仲間から、他者から、あなたはわれわれ仲間にとって大切な人なのだということを、日々繰り返し伝えられ、やがて自分も仲間たちに対して同じ感情を抱き続けるという体験が、基本的なところで他者を信じることができる人間性を培うために、ほとんど他にかけがえがないといってよいほどの意味をもっていたということは、疑うことができないことに思われます。

自分一人ではとうてい味わうことができない喜びや悲しみを、仲間がいてくれたから体験できたという感情を遊びをとおして共有し合うことは、子どもそれぞれが他者からありのままを承認され受容されること、裏を返せば他者のありのままを尊重し許容することを、各自の人格のなかに刷り込んでいくことになるのです。

人間が自然なコミュニケーションの機能を身につけていくためには、このような幼少期が不可欠とまではいえないとしても、きわめて重要な意味をもっているということは、疑いがないと思うほどです。

母なるもの、自分を信じるために

現代の子どもに会っていて、共通して感じる傾向は、自尊の感情を失いつつあるということです。自尊感情をなくしていて、他者を尊重することなどできるはずはありません。自分についても相手に対しても、実に粗末な扱いをしてしまうのです。周囲の人から十分に愛され大切に扱われてこなかったからだとしか、言いようがないと思います。

子どもがいろいろな意味で、人間らしい心を豊かに育てられるためには、豊かな母性性と父性性に恵まれてこなければならないと、近年あらためてしみじみ思います。性別役割を強調し過ぎるような言動は慎みたいと思いますが、このことは私なりの考えかたで強調しておきたいと思うのです。長い歳月、児童精神保健の臨床作業に従事してきて、疑いなくそう思うということを強調しておきたいと思うのです。

子どもは家庭という場で、日々家族によって、安らぎ、憩い、くつろぎというものを十分に与えられなければなりません。基本的に「そのまま」でいることを受容されることが必要なのです。欠点や弱点がいくらあっても、ほかに必ず長所や美点があるのだから、それでいいのだと承認されることです。いわば、家庭のなかに「包み込まれる」ことです。

こういう養育や生活の環境が幼少期に十分に与えられるということで、子どもに基本的な自分の価値を実感させ、自信を育ててやれるのだと思います。しつけが行われるのは、その後でなければならないのです。自分という存在にゆるぎない自信や誇りの芽が育てられる前に、しつけなどできると思ってはいけないと思います。そのような粗末な扱いや養育をしてはいけないと思います。人を信じて、自分を信じることができるようになる前に、周囲の人たちの欲望や、希望、価値、文化などを押しつけられて、子どもは自尊心を傷つけられないはずはないと思うのです。

母なるものは、子どもを基本的にはありのままでよいと「包み込む」ように承認するものですが、そのことを実現する育児は、できるだけ子どもが望んでいるようなやりかたで愛や育児の行動を与えてやることです。おんぶといえばおんぶを、抱っこといえば抱っこを、おっぱいといえばおっぱいを、遊んでほしいといえば遊びを、それぞれ与えてやるのがよいと思います。最初からこちらが望んでいるやりかたで、愛しているつもりの育児をするということではないと思います。

相手の希望をかなえてやる前に、こちらの要望を伝えるようなやりかたは、子どもが必要としている母なるものではありません。それはむしろ私が考える父なるもので、母なるものが与えられてから、初めて機能するものです。母なるものが十分に与えられる前に働く父なるしつけは、むしろ子どもの自尊の感情や人格そのものを壊してしまうということを、私はこの三十数年間の児童臨床で、非常に厳しく教えられてきました。母性性以前に父性性が健全に働くことは、まずないと思われます。

父なるもの、社会の規律を守るために

母なるものの働きで、子どもが家庭において安らぎ、くつろぎ、憩いの体験を十分に与えられ、自尊や自己肯定の感情を豊かに育てられると、初めて父なるものが子どもの心のなかに働きやすくなります。

私が考える父性性とは、子どもに規則や規律を教える働きです。人間は社会的な存在であるから。自分たちが構成する社会の文化的な要請に従って、年齢相応の役割、責任、義務というものを自覚して行動しなければならないということを、子どもに教え導く親の義務、責任、役割です。

しかし、この父なるものは、子どもの心のなかに、母なるものが十分に伝わった後でないと、健全な働きを示しません。このことは近年しばしば忘れられがちで、いきなり父性的な育児をし過ぎて、子どもの心を壊してしまうことが目につきます。

子どもは自分が十分に愛され、大切にされているという実感や自覚が芽生える前に、あれこれ禁止や強制の命令を受けても、そのことに積極的に意欲的に取り組むことはできません。自尊心や自己肯定の感情がなければ、相手の指示や命令に従うことは、屈辱的なことです。まして、十

分な信頼や愛着を抱くことができていない相手のいいなりになるということは、自分を卑下することになり、長い年月のうちには、人格の破壊にもつながるということです。

父性性は、いわばしつけの重要な部分を受け持つものです。しつけの重要な原理は、子どもの自尊心を傷つけることなしに、社会的・文化的行動に積極的に取り組むことができるように導くということです。いっけん、どんなことでもできるようになったように見えても、それが子どもの自尊の感情を傷つけていたのでは、長じたときにどんなことになってしまうのか、近年の若者たちが訴えかけているように思えてなりません。

しつけに限らず、子どもを育てるということは、まず母なるもの、それから父なるものという手順が大切だということを強調しておきたいと思います。

幼児の遊びにみる家庭と家族

幼稚園や保育園で、近年、子どものままごと遊びや家庭遊びが成立しなくなったということは、日本全国津々浦々で聞かれることです。母親役を引き受ける子どもがいなくなってしまったのです。かつては「お母さん」の役は女の子にとって、花形の役でした。どの子も母親役をやりたがって、その選別に保育者は苦労したものなのです。

ところが、もうずっと以前から、子どもたちはだれも母親役を嫌がって、引き受けなくなってしまったのです。そして、だれかに無理やり母親役を頼んで引き受けてもらうと、その子は周囲の者にやたらに指示や命令を連発して、いわば父性的なしつけの行動を熱心に演じてしまうのです。ちなみに、現代っ子がままごと遊びでもっとも演じたがる役割は、ペットとしてのイヌかネコなのです。

現代の子どもにとって、それぞれの家庭でいちばん幸せそうにみえるのが、きっとペットたちなのでしょう。ペットを演じる子どもたちは、嬉々として四つんばいになり、首に紐を結ばれて散歩に連れ出され、空の皿をぺろぺろなめて、遊びを楽しむのです。

ところで、もう一方の親である父親を演じたがる男の子はいるのかというと、それはもうとっくの昔にいなくなってしまったのです。父親のほうは、無理やり頼んで演じてもらおうとしても、子どもたちは母親の場合と違って、まったくどう演じてよいのかわからないといった状態になる男の子が多いのです。

父親の影が消えてしまって、父性的な母親が多くなってしまった現代の家族と家庭のようすを、子どもたちは正直に教えてくれているのだと思います。子どもが求めている家庭、家族、母性、父性などについて、私たちは思いを新たにしなくてはならないと思います。

神戸市須磨区で起きた不幸な事件の酒鬼薔薇聖斗少年の主任弁護人を務めた野口善国氏が、長い審理の後で語っておられた言葉を思い出します。「母親は幼い子どもを温かく包んでやる。少し大きくなったら、父親が社会のルールを教えないと。事件をとおして、家庭でのそれぞれの役割を当たり前に果たすことが、子どもにとって大切であることを、あらためて感じたという」と、私の手元にある北陸地方の新聞は報じているのです。

母親と父親が、それぞれの役割を、当たり前に果たすことの意味を、今私たちはゆっくりと噛みしめてみなければならない時代をむかえているのだと思います。日本は今、世界の最長寿国で、最少子国です。自分たちには世界一長い生命が与えられているのに、次の世代の生命を育むことには、世界一鈍感になってしまった私たちなのです。

それでいて、いやそれだからこそ、私たちは今、世界一高い水準でペットを飼っているのです。それも多くは、血統書つきの高価なイヌやネコを、頭にリボンを結んだり、レインコートを着せたりしてです。子どもを産み、育てる力を失いながら、ペットに癒されてやっと生きているようなと生きかたをしたり、しようとしているのです。

（「小児看護」二十三巻十号　二〇〇〇年）

第二章　子どもへの視座
——私たち大人の生きかた

全米自閉症協会での経験——豊かさ、自由、平和、平等

一九八六年夏、私はノースカロライナ大学ショプラー教授の推薦と招きで、ワシントンD・Cで開催された全米自閉症協会年次大会に出席して、開会のランチョン・セッションで特別講演をすることになった。大会の始まる直前の三十分余りの時間、私は控室でコーヒーをいただきながら待機していたら、そこで当時の大統領であったレーガン氏のメッセージを携えて出席された、保健福祉省発達障害局の高官J・K・ビルダー氏と雑談することになった。

彼女はまず、私に遠路はるばるの渡米の労にねぎらいと感謝を述べて、自由な雰囲気の会話になると、あれこれの話のなかで、大略以下のようなことを含めた話をされた。私には、忘れられない会話の部分である。

彼女はまず、日本が世界でもトップレベルの豊かな国になったことを口にしたあと、自由な国、

平和な国、そして人々の生活が平等な国だと思うと繰り返した。日本以上に高いレベルで豊かさ、自由、平和、平等というものを獲得した国や国民が、ほかにあるだろうか、あるとしたらどこの国や国民のことをあなたは考えるかという問いかけもあった。そのとき彼女は平和という話のついでに、アジアの国々のなかで徴兵制度を必要としていない国は、日本とマレーシアくらいではないかということも指摘し話題にした。

彼女のほうでは、別に深刻な緊張した話題を提供しようとしたわけではなくて、むしろ日本という国や国民への称賛といった意味のこめられた、どちらかといえば儀礼的な話題を用意されたという雰囲気であったと思う。しかし私はそのとき、必ずしもそういうふうにばかり聞いておくわけにはいかないという思いがあった。特に彼女の次のようなコメントは、以後十何年にもわたって私の頭を離れないものになっている。

日本の人々は今日、過去の人類がどこでもだれもが達成することがなかったほどの高い水準で、豊かさ、自由、平和、平等というものを手にいれたのだと思うが、そうだとしたら今後どんなことを目標にして、どのような生きかたをしてゆくことになるのか、過去に例がないのだから、だれも知らないし予見もできないことだと思うというのである。日本人はそういう意味では、世界の人々が注目するなかで、人類史上初の壮大な人間実験をしていることになるのではないか。会話の流れが別に深刻な様相をおびたものになったわけではなかったが、以来私の頭のなかでは、ずっと緊張を失わない記憶になっていることは確かである。

豊かさ、自由、平和、平等。よく考えてみれば、どれもが危ない綱渡りのようなものであり、不完全で不十分なものであることは、私たち日本人が一番よく知っていることのようにも思うが、ならばわが国よりももっと豊かで、もっと自由で平和で平等でということを、みんな揃って手にいれた国や人々がどこかにいるだろうかと問われると、私はすぐには答えの用意がない。たしかに私たち日本人は、現在世界一の長寿を得ている。日本人以上に長生きをする国の人たちを、私たちは知らないのである。どんな意味であるにせよ、ある種恵まれた環境に生きていることは、確かなことなのであろうと思わざるを得ない。世界一の長寿を可能にするような生活環境が、相対的に劣悪であるはずはないと考えるのが常識的なことであろう。

そして私たち日本人は、今どこへいこうとしているのだろう。

ついに世界第二位の少子国——そして世界第一位の長寿国

つい先ごろまでは、わが国はドイツとイタリアに次いで世界第三位の少子国であった。そして今イタリアに次いで世界第二位の少子国になった。一人の女性がというよりも、男女一組で生涯に残す子どもの数を示す合計特殊出生率が、イタリアは一・一九で日本は一・三四になった。

個々人の理由はともかくとして、私たちは今世界一の長寿を生きていながら、次の世代のことはもっとも思いやらない国民になってしまっているのではないか。私たち男女一組の人間がこの世で生命を終えるとき、この地球上にほとんど一人の子どもしか産み残していかないのである。

私たちは今、八十歳まで生きる可能性を、女性は四人中三人、男性でも半数を超える人がもっている。それなのに、あるいはそれだからこそ私たち日本人は、次の世代を担う子どもたちを生み育てることができなくなってしまっている。先ごろ東京学芸大学の山田昌弘氏は朝日新聞に小文を寄せておられた。少子化というと、出産をためらう女性の意識が問題にされがちだが，今の二十代は豊かな親元でリッチな生活を経験してきて、結婚という生活水準を下げる行動に踏み込めないでいるのは男性も同じだという。女性の多くは、苦労してでも仕事と育児を続けたいとは考えていない。専業主婦への根強い志向がある。山田氏が最近実施された調査でも、「家計は男が支え、妻が無理して働かなくてもいい」という回答が非常に多かったという。「女性が働きたいのに働けない環境が問題なのではなく、親元や男の収入に依存しようとする価値観が少子化をもたらしている」と分析されていた。

私が勤務する大学が所在する岡山県のT市では、かつて競輪収入が市の財政を潤わせたころの名残で、保育施設は十分過ぎるほど十分に設置されているが、合計特殊出生率は長年みごとに全国平均に一致したままだと、市の関係者は嘆息ぎみであった。

かつてエーリッヒ・フロムは名著『自由からの逃走』などの中で、人間はあり余る豊かさや自由が与えられると、さらに欲望を肥大させて欲求不満に陥っていくものであることを指摘し、ことさら窮屈で無価値な不自由さに身を縛ってしまうものであることを教えてくれたが、あらためてその慧眼に敬服せざるを得ない。

私たちは学校の偏差値やブランド商品に束縛され、女学生はこぞってルーズソックスという不自由な靴下を着用し、自分の意志で積極的に援助交際という売春行為を選択してしまう。生産と消費ないし浪費が、あたかも文化のバロメーターであるかのように、錯覚と狂騒のなかで生きかたの道標を見失ってしまったかのようである。

過日私は東北地方のA県に幼稚園職員の研修会で招かれた。当地では幼稚園の多くが、いわゆる園バスで毎朝園児を各家庭に一人ひとり迎えに行き、毎夕刻同じようにそれぞれをドアツードアで送り届けるのだそうである。そうしなければ、園児は一人も来ないであろうと、多くの園の関係者はいっていた。弁当持参でなどということは言語道断で、給食が用意されない幼稚園は、もはや今日存在できなくなってしまったのだそうである。若い母親の多くは、自分の手作りの弁当を作り持たせる誇りや喜びを持ち合わせていないのである。

愛せない人／癒されたい人

私たち日本人は今日、世界でもっとも子どもを生み育てる力を失ってしまった。そして世界で有数のペットを飼う国になったのだそうである。それも高級なペット、血統書付きのような高価なペットを飼いたがる国民になったのだそうである。世界の高級ペットを輸出している国々は、日本を重要なマーケットにしているという。

そればかりか、国際動物保護条約で禁止されているような珍獣を、密輸してでも飼いたがる人間が多数いる国民になったのだそうである。

子どもを生み育てる力を失ったのに、というよりも、だからこそペットに執心する国民になったというべきなのだろう。子どもを育てるには「愛」がなければならない。他者を愛する力が自覚されなければならない。しかしペットに寄せる感情は「癒し」、すなわち自分が癒されたいというものである。自分の好むペットを買ってきて、自分が好きなように扱えばいい。やがて高価な犬に高価な靴を履かせて散歩をする自己愛の強い人々が、私たちの周囲には出現するかもしれない。

しかし近年私たちは、このようなペットに寄せる自己愛的な感情で、子どもを育て教育する傾向を大きくしているのではないかと思う。そういう育児や教育が、もう世代を越えてきてしまったようにも思う。

保坂渉氏の『虐待』（岩波書店）という書物に接すると、そういう思いを禁じえない。自分の子どもを虐待してしまう母親は、みんな自分が親から愛されてきた記憶や実感がないという。なかには一見したところ周囲の目には、あたかも「蝶よ花よ」と育てられてきたようにみえる母親でも、彼女の実感は「自分が親から愛されてきた」というよりも「自分のほうが親を喜ばせ続けてきた」というものだという。愛されてきた記憶も実感もなくて、突然自分の子どもに接しても、どのように愛すればよいのかがわかるはずがないというのである。

神戸の須磨区で起きた不幸な少年Aの事件で、弁護団長を務められた野口善国氏は『それでも少年を罰しますか』（共同通信社）という書物のなかで、多くの不幸な事件を引き起こしてしまった少年たちの気持ちに触れて、「愛されてきた記憶のない少年の気持ちがわかりますか」という趣旨のことを繰り返し訴えておられる。

日本の高校生——親への気持ち

財団法人日本青少年研究所が一九九六年六月に報告した、親に対する高校生の意識調査の結果は、私にはかなり衝撃的であった。

この調査は日本、アメリカ、中国の三カ国の高校生に対して行われた。調査結果によると、両親の存在が精神的な支えとして必要かどうかという問いには、三カ国の生徒の大多数が必要と答えた。しかし、親が高齢になって健康状態が悪くなったとき、だれかの援助が必要になったとしたら、あなたはどうするかという問いには三カ国の間で大きな差異がでた。「どんなことをしてでも、親の面倒をみたい」と答えた生徒は、アメリカで四六％、中国では六六％であったのに対して、日本は一六％に過ぎなかったのである。

また、親が高齢になったとき「親は子どもに面倒をみてもらう考えのようだ」と高校生が推測したのは、比率で中国、アメリカ、日本の順であったし、反対に「子どもには期待していないようだ」と推測した生徒の比率は、日本、アメリカ、中国の順に高かった。

さらに、親が高齢で体が不自由になったとき、自分の子どもに介護されることを喜ぶかどうかということについて問われると、アメリカと中国の生徒は約七〇％が「とても喜ぶ」と答えたのに対して、日本の高校生でそう答えたのは三〇％に過ぎなかった。そして結婚後、自分の親や相手の親との同居について、「どんな場合でもいやだ」と答えた生徒は、日本がもっとも多く二〇％、アメリカと中国は一五％前後であったという。

これらの調査結果をふまえて研究所では、「日本は親子関係の一体感や相互主義的な意識が薄く、不安定な状態にある」と思えると分析している。

ごく最近、大阪市にある象印マホービンという会社が十五年ぶりに実施した「家庭内のケンカ」に関する調査報告書を手にした。調査は首都圏に住んでいて小中学生の子どもをもつ主婦三百人を対象に、平成十一年の春に行われたという。

その結果は、兄弟姉妹のけんかは週六回とほぼ毎日で、前回に比べて頻度は四倍、夫婦げんかは月三・三回で六倍、母子げんかは月九・三回で七倍、父子げんかは月三・五回で十倍と、いずれの関係でも増加していた。十五年間で私たち日本人の家庭では、このように家族間のけんかがめだって増えたということである。

私たち日本人は今、他者を思いやる感情や他者とコミュニケーションする機能を、いつの間にか徐々に失ってきてしまったようである。子どもを産み育てるという力は、このように自己愛的な感情が強く大きくなってきてしまっては沸き上がってこないであろう。少子化への対策、すなわち他者を思いやる感情の回復は、私たちがそれらを失うのに要したのと同じ長い歳月を必要とするのであろうか。それも、一生懸命の努力をしたとして。

（「小児看護」二十三巻十一号　二〇〇〇年）

第三章　子どもと遊び

快楽ではなく、むしろ苦痛と感動を求めて

子どもの遊びについて、過去の優れた数多くの研究者から多くのことを学んできた。そして自分の臨床の仕事に、あれこれ活用や応用をしてきた。ヴィゴツキー、ピアジェ、ワロン、エリクソンと、数えあげればきりがないほど、数多くの天才的な研究者の業績に教えを受けてきた。

「子どもはなぜ遊ぶのか」という問いから、子どもの遊びを観察し研究したヴィゴツキーは、研究の途中から「子どもはなぜ遊ばなければならないか」という確信に変わる自分の気持ちを意識しながら、研究と観察を継続したという。

子どもは決して快楽を求めて遊んでいるのではない。しばしば苦しみながら遊んでいるのである。たとえば鬼ごっこをしている子どもの姿を思い浮かべてみるとわかるように、彼ら彼女らはもうこれ以上は走れないというほど、思い切り走って息せき切って苦しんでいることなど、決し

て珍しいことではない。

木登りをしているときでも、ただ楽しんでいるわけではない。むしろ、おどおどと恐れながら木登りをしている子どもだって、少なくはない。

子どもたちが夢中になって遊んでいるときの多くは、心身機能の発達の次の段階を目指して、一生懸命に努力をしているのである。それも友達と一緒に興奮しながら、生き生きとして遊んでいるときが、特にそうである。仲間と共感し合って遊びに熱中しているときが、子どもたちは心身ともにもっとも発達の方向を向いて活動していることになる。だから子どもは、友達と夢中になれるような遊びに熱中する機会がなければ、心身のバランスがとれた健全な発達はしにくいことになる。苦労をしても、苦痛や恐怖を感じながらでも、その不快な部分を吹き飛ばすことができるような感動と興奮を、仲間と共有し合うことが大切なのである。

自分一人では決して体験することができない、不安、苦痛、恐怖などをともなう感動と満足感を、仲間がいてくれたから味わうことができるのである。それも、いつも必ず得られるとは限らない喜びである。何度もなんども友達との励まし合いの末に、やっと体験することができるような、困難な遊びにともなう満足感もある。けれどもそれは、友達がいてくれたから達成できたという喜びである。本当の友達や仲間は、このような感動、満足感、感謝などの気持ちが混じり合った感情を、何度も繰り返し経験し合うことでできるものである。自分一人であったら、こんな苦しみの果ての喜びは、絶対に経験できなかったという思いのなかで育っていく友達同士という感情である。

規則、役割、責任、感動

子どもが友達と遊ぶときには、それぞれの遊びに必要なルールをつくり合う。電車ごっこにしろサッカーをするにしろ、ルールをつくらなければ遊べない。そして遊びに参加する子どもたちは、そのルールを守り合うことが求められる。遊びにはまた、それぞれに役割がある。役割は仲間の承認を得て担うことになる。電車ごっこの運転手、車掌、乗客などみんな仲間の了解が必要である。サッカーのゴールキーパーや野球のピッチャーなど、だれがやるのか、遊びの役割はどれもこれも仲間が承認し合って決めるのである。

分担し合う役割には、それなりの責任がともなう。子どもたちはたいてい、できれば困難な役割を引き受けようと思っている。子どもたちはみんな、向上心や発達への衝動や意欲をもっていて、決して軽い楽な役割を引き受けようなどとは考えていない。子どもたちはみんな、発達するために遊んでいるのである。ヴィゴツキーは、そのことを発見したのである。気晴らしや快楽のために遊んでいるのだと思ったら、大きな間違いである。子どもたちはみんな、努力をしながら遊んでいるのである。

子どもたちは、遊びのなかでルールをつくり遵守し合い、役割を仲間の承認を得て分担し合い、努力をして責任を果たし合い、達成感を得たときに感動を分かち合っている。だから子どもは友達と遊び合うことによって、倫理性や道徳性といった社会性の本質を互いに身に付け合っていく。

共感と模倣

ピアジェの観察のなかで、子どもが模倣の内容を発達的に変化させていく過程を分析した優れた研究がある。まず子どもが生まれて最初の二年間を感覚運動期とよんで、乳幼児の発達課題が「身体活動／行為」と「感覚的知覚」の協調／統合にある時期であるとした。すなわち、感覚と運動／動作が知的活動の主流をなす時期であることを指摘し、二歳頃を境界にしてそれ以降の表象や概念による思考が可能になる時期とを区別したのである。

その感覚運動期を六段階に分類して、それぞれの時期の主要な発達課題を詳細な観察によってみごとに摘出しているが、そのなかでも子どもが見せるさまざまな模倣の機能は興味深いものがある。まず、子どもが新生児としての最初の数週間を終えると、第二段階に入るが、その四カ月くらいまでの間に「第一次循環模倣」という活動を始める。それは子どもが行っている行為や活動（たとえば発声）を，子どもが行っている最中にこちらからまねてやると、子どもらはその行為を模倣して長く継続するというのである。しかしこの時期の模倣活動は、子どもが活動している最中にこちらがそれをまねてやらないと、相手はこちらをまねてはこないというものである。それはまず、こちらの方から相手に同調してやらないと、子どもの方からは、こちらに同調してくることはできないのである。

ところが、その後第三段階（生後九カ月くらいまで）に入ると、子どもがすでに獲得している活動や行為だと、相手がやっていないときでも、見えたり聞こえたりするように目の前でやって見せると、子どもはそれを自分でまねてやりだすという。ピアジェはそれを第二次循環反応（模倣）とよんでいる。子どもがまだやったことがない行為や活動は、まだいくら見せても聞かせても反応してこないが、すでに習得している行為だと、こちらが相手の目の前でやって見せると模倣（同調）してくるというのである。

やがて子どもたちは、まだやってみたこともない行為や活動をまねてやろうとする段階に、次々と入ってくるのであるが、子どもの示す同調や共感といった自然な機能が、知的で情緒的な活動の発達に先行するように見られるというピアジェの指摘は実に興味深い。子どもの知的／情緒的発達を豊かに誘発するためには、養育者の側から相手に積極的に同調してやることが、子どもの共感的な感情や情緒を発達させてやるために、どれほど意義が大きいものであるか、ピアジェの研究は教えていてくれると思う。優れた研究者の入念な観察と研究は、養育者と子どものそういう関係が、新生児期を過ぎる頃にはもうはっきりと始まっていることを教えてくれていると思う。おそらくそのことは、新生児期にすでに開始されていることが大切であるということでもあろうと思う。

他者と役割の交代

ワロンからも学ぶことは多い。ピアジェの研究はどちらかというと、個人の質の発達や成熟を吟味したのに対して、ワロンのそれは個人の質ばかりではなく、個人と他者のダイナミックな関係とその関係をとおしての個人の質（人格）の変化を示してくれたと思う。いわば「自分のなかの他人」の意味を吟味して教えてくれたのである。

近年わが国の子どもや若者が、他者との関係の維持に失敗して、非社会的になったり反社会的行動をとってしまったりするのを見るにつけて、ワロンの研究が大きな評価を得ていることは意義深いことである。

自分のなかの他者が希薄なあまり、「透明な自分」という名言?を吐いた少年の事件の記憶は新しい。犯罪病理学者影山任佐氏は、現代の青少年の精神心理構造を「空虚な自己」とよんでいる。

ワロンは自らの生涯をかけて、個人が「私」になる過程を見つめた研究者である。

ワロンは、自分のなかに「自己」だけでなく「他者」を認めることこそ「社会的人格」を形成するための基盤であるという。しかし子どもにとって認めやすい他者は、自分にとってまず肯定的で快適な存在である人であろう。自分にとって、そばにいることが喜びであり安らぎである人が、自分にとっての他者になる。

子どもはまず、自分に同調して自分の存在を実感させてくれる人のイメージを、自分のなかに積極的に取り入れていく。やがてできるだけ豊富に取り入れることのできた他者のイメージによって、自分と他人の間に「境界」を引くこと、他者と自己の「相違」を見ること、他者との「比較」で自己を見つめることによって、「私」を形成していく。

子どもは生後二〜三カ月で、母親や養育者に「ここにいて欲しい」という要求をする。だから母親が離れようとすると泣く。子どもは自分に同調してくれる人を求めて、相手と一体感をもつことに喜びを感じるようになる。自分に同調してくれる人の反応を引き出すことに熱心になる。そしてよく同調してくれる相手と「コミュニケーション」が成立するようになる。

コミュニケーションは単に、将来ことばのやりとりをするための準備ではない。共感的な他者を求めるための不可欠な課題である。すなわち「私」を見つけ出すために、絶対に必要な過程である。だからコミュニケーションの形成は、私の形成であり、他者の形成である。将来安心して遊べる相手を得るための、自己の形成でもある。一年の終わりから二年のはじめにかけての頃になると、母親が笑うから自分も笑うというだけではなく、子どもは自分から誘いかけて母親の笑いを誘おうとする。受動的であったり、主体的であったりして、そのどちらの役割も楽しもうとする。

ハイハイをしているときも、母親がまねてハイハイをして追いかけると、子どもはより意欲的になって逃げようとする。やがて今度は、自分の方が追いかけるから、母親は逃げる方の役割をするように要求してくる。自己と他者、主体と客体、役割の交換、思いやり、共感／共鳴、助け合い、友情、規則の遵守、このような感情や感性が育ってくる過程を、ワロンはじっと見つめ続けた。子どもは他者と共存する意識のなかで「自分」を発見し、同時に「他者」を意識する。

だから自分がなければ他者もない。自分がなければ、他者の痛みも苦しみもない。自分が何をしようとしているのかという実感も希薄であろうし、それによって他者が何を感じることになるのかというイメージも乏しい。

最初に書いたヴィゴツキーの遊びに参加できる子どもは、自分を発見し、他者を意識できる過程を経てきていることになる。母親と「役割の交代」で象徴されるような生きかたや育てられかたを経てきていなければ、仲間や友達と感動を分かち合うような遊びに熱中することはできない。

友達／仲間と遊べる子ども

仲間や友達と遊びが成立するためには、子どもの心のなかに想像力が豊かに働かなければならない。その起源は自己との関係のなかで育った他者に対するイメージである。そのイメージが、竹竿に跨って馬に乗っている想像力を生みだすし、三輪車をこぎながら新幹線でもパトロールカーでも運転している気分を創造する。

他人（社会）のなかで行動できない子どもや若者が増えている。その代表的な存在ともいえる境界人格は、他者が自分のなかに育っていない。自分のなかに自分を見つめるもう一つの目をもつことができないままでいる。そのことは同時に、他者に対する信頼感や安心感が、自分に対する安全感や自信がなくて、他者を積極的に受け入れる心の容量がないことを意味している。

幼児的自己愛のまま、衝動に対する自制や抑制がきかなくて苦労する若者たちにとって、両親や友人の気持ちや立場は透明なままで、自己も空虚なままなのである。「子どもはなぜ遊ぶのか」ではなく、「子どもはなぜ遊ばなければならないか」といったヴィゴツキーの言葉の重みを噛みしめて、せめて友達や仲間と本当に遊べる子どもに育ててやりたいと思う。

（「小児看護」二十三巻十二号　二〇〇〇年）

第四章 「子ども王子」時代の安らぎのなさ

子どもは着せかえ人形

今年の五月初旬の夕刻、私はあるテレビ局のニュース番組で「子どもの日特集」を見ていた。カメラはどこかの「リカちゃん人形の展示即売会場」に入って、インタヴュアーが女の子を連れた母親に次々と問いかけをしていた。

ところが驚いたことに、インタヴューに応じた三人の母親がそれぞれ口を揃えたように、同じ主旨の応答をしたのである。すなわち、「リカちゃん人形はこの子の着せかえ人形です。そしてこの子は私の着せかえ人形なのです」。

誇らしげに語る母親のそばで、幼稚園から小学校の低学年頃のそれぞれの女の子たちは、着せかえ人形さながらに高価そうなブランドの衣服に身を包み、工夫を凝らしたユニークなヘアースタイルをして、母親のアクセサリーとして機能しているように、私には見えた。

昨今、児童精神保健の臨床作業をしながら、子どもたちの現在と未来に感じるある種の払いのけ難い不安の背景は、右に紹介したエピソードに象徴されるような、母親が「子どもの母親」としての役割を果たすよりも、子どもが「母親の子ども」として機能させられているという現象と実感がある。金銭と時間を十分に消費した親たちの子どもに対する過剰干渉ともいうべき現象である。

もう何年も前のことだが、やはりテレビの画面で、京都大学の高名な猿の生態の研究家が、近年の人間の育児がペットの飼育に似ていることを指摘しておられた。子どもをペットのような可愛がりかたで育てておいて、都合のよいときだけ野生の群れの中に放り出すような身勝手なことを、現代の親はしているというのである。学校などの仲間集団に適応できないで苦悩している子どもたちへの「オカメ八目」なものの見かたであるがと、謙遜して語っておられたが、私は思わずハッと胸をつかれる思いで聞いた記憶がある。冬の寒い日にチャンチャンコを着せたり、雨の日にレインコートを着せて、犬の散歩をすることと、子どもをリカちゃん人形のような着せかえ人形の感覚で育てることは、もはや類似というより同質の感情であり感性によるものであろう。

ベビーシッターの嘆き

近年、ベビーシッターからの相談が多くなったが、そのなかでも特記しておくに値する最近の子どもたちの傾向がある。

従来子どもたちは、母親のいるときには安心していて、大いに駄々っ子のように振るまっていても、母親が事後をシッターに託して外出してしまうと、なかにはめそめそするのもいたりするくらいで、幼い子どもながらシッターに他人行儀になって、多少とも行儀よくなるのが普通であった。

ところが昨今は事情が一変して、事態は逆になってしまったという場面に、ベビーシッターたちはしばしば遭遇するようになったのである。

すなわち、母親がまだ在宅している間は、子どもはまだとりつくろったように「よい子」でいるが、母親がいなくなると途端に、子どもは自然な本性が出て生き生きと活動をはじめ、やがてシッターの手に負えないようなはめのはずしかたをする。やがてカルチャーセンター、テニススクール、ゴルフ教室などでの時間を終えて帰宅した母親は、散らかり放題の数々の部屋を見て愕然とし憤然とする。そして考えることは、何と育児のへたなシッターなのか、次の機会にはもう少し子どものしつけや面倒がみられる者を派遣するようにということになる。

このような子どもたちの現象傾向は、保育園でも、各園で種々の程度に同様である。保母に過剰とも思える甘えを執拗にくり返す一方で、自分より幼い弱い子に攻撃的な行動を示す子どもが、はっきり目に見えて増えている。子どもたちは依存できる対象を求めてあがいている。

母親を拒否する若者

この一年くらいの間に、私は母親に対して尋常でない、あえていえば病的なほどの拒否的感情を強迫的に示す三人の男女の若者に会った。いずれも中学生と高校生である。

三人の若者に共通している感情は、母親が手を触れた物には自分が手を触れることができないというものである。彼らは母親がつくった食べ物は食べられないので、それぞれ店屋物を注文したり、コンビニエンス・ストアに買い物に行ったりして、自分の食事を自分で用意していた。玄関や各室のドア・ノブも、自分では手を触れることができず、家族のだれかに開閉させたり、いちいちティッシュ・ペーパーを引き出しては、それでノブを包みこむようにしてその上から手を触れるようなことをしていた。

あるいは自宅への出入りに玄関を通らないで、自分の部屋の窓から直接戸外との出入りをしている者がいたし、自宅内を移動するのに、自分の部屋以外の所では新聞をとびとびに敷いて、その上を跳んで歩いている者もいた。

当然のことながら彼らは三人とも、自宅では入浴をしていない。一人は歩いて一五分くらいかかる銭湯に行っていたが、他の二人は学校でそれぞれバドミントンと陸上競技のクラブ活動をしていて、そこでシャワーを利用しているとのことであった。陸上競技をやっている少年は、シャワーを利用する目的でクラブ活動をしていると明言していた。

ある若者は小学生時代のある時間まで、母親の匂いが大好きであった。それがいつの頃からかすれちがいざまに感じる母親の匂いが、耐えがたいほど不快なものに変わってしまったという言いかたをした。以来しだいに母親そのものに生理的な嫌悪感を感じるようになったという。この若者はやがて事情を聞いてかけつけた母親の両親（若者の祖父母）と一緒に住んで、ある北国地方の高校へ「元気に」通学しているという。最近その若者の母親から便りがあって、自分の育児に「反省」するところが多かったと書いている。何をどのように反省しているのかは、推測したくなるところもあるが、正確には不明である。

もう一人の少女は、自分からも積極的に両親の離婚をすすめて、現在別居中の父親のところから「普通に」高校に通っているとのことである。

さらに一人中学生の少年がいるが、彼の場合は徐々に状態を悪くしていて、最近では母親を見るだけで吐気をもよおし、実際に嘔吐をしてしまうこともある。児童精神科への入院か情緒障害児短期治療施設に入所しての治療か検討されているが、施設で受け入れるには状態が悪すぎるとされ、入院治療には適切な病院のベッドが空いていないとのことで、少年自身はもとより家族の苦悩が続いている。

養護教諭の苦悩

最近の十余年、学校の保健室で働く養護教諭との交流が多い。研修会に招かれたり、直接生徒の事例について相談を受けることがきわめて多くなった。

なかでも登校拒否や不登校といわれる子どもの相談が圧倒的に多い。彼らは自分のクラスを逃れて、保健室にやってくることが多い。そこでかつてのように、本来の教室に早く戻そうとすると、子どもたちはそのまま不登校の状態に陥ってしまったのだが、養護教諭たちが生徒に保健室にいることを容認していると、彼らは不登校にはならないものの、容易にクラスに戻ろうとしないばかりか、夕刻終業時間を過ぎてもなかなか帰宅しようとしない様相を見せるようになってきたという。

かつて保健室への登校を繰り返していた子どもたちは、一様に他の生徒より遅れて登校し、だれよりも早く下校したものである。ところが近年に至って、養護教諭をはじめ学校内の教師全員が不登校生徒への認識を深めて、保健室への登校を積極的に許容するようになった学校では、ごく最近の一年余りの間に、登校時刻はさまざまであっても、退校時刻をどんどん遅らせたがる子どもが目立ち始めてきたのである。

そういう子どもたちのなかには、保健室の教師が公私の用件で学校を早退しようとすると、そうしないで夕刻まで学校にとどまるように、幼児のように、泣いて哀願する中学生も出現するようになって、養護教諭の新たな苦悩となっている。

教諭たちは今日あらためて、少なくともそういうタイプの不登校傾向を示す生徒たちは、登校拒否というより家庭拒否ではないかと感想をもらす。彼らは、自分の学級よりも家庭を、そして家庭よりも学校の保健室をといった経過で、くつろぎや安らぎの場を求めているのではないだろうか。――教諭たちとの対話や交流を続けてきた私には、家族との人間関係にさえ安らぎがなく、家庭のなかでさえくつろぎや憩いが感じられなくなってしまった現代っ子の、根なし草のような心の漂流現象への有効な対応法が、子どもの精神保健の臨床者でいながら、すぐに見いだせないでいることに、ひどい歯がゆさを感じないではいられない。

「オレに断りもなく……」

私の眼に映る現代の子どもたちは、幼いときからもっと自分が望んだように愛されたい、自分が希望したとおりの手のかけかたをして欲しいと訴え続けているように思える。

それなのに、今、子どもを育てている盛りの親たちは、妊娠や出産することを「子どもをつくる」と表現することで象徴しているように、育児や子どもの教育を操作的に営みすぎていると思う。

幼い子どもを着せかえ人形として扱う親もそうだが、最近こういう母親に出会った。土曜日が職場の休日になったので、平素保育園にあずけている子どもを自宅で面倒をみるといってきた。ところが昼食時になると、子どもを保育園に連れて来て、食事を与えてほしいといったのである。

何度かそういうことがあったとき保育園では、原則として朝登園して来た子どもの人数分だけの食事をつくるのだからと、母親にちょっとした小言をいったところ、その母親は二度と土曜日に自宅で子どもの面倒をみることをしなくなってしまったのである。そして母親の認識は保育園側とはまったく違っていて、昼食時以外には保育園に何も面倒をかけていないというもので、批難される理由は理解できないというものであった。これと類似ないし同質の感性や認識をもつ親は、近年、決してまれな存在ではなくなってきた。

この数カ月の間に出会った二人の高校生がそれぞれの両親の前でまったく同じことを叫んだのは、単なる偶然に思えない。一人は不登校から家庭内暴力を示すようになった若者で、中学の途中までは秀才であった。もう一人はモーターバイクの暴走仲間に入っている少年である。

「オレに断りもなく、勝手に産みやがって……」

これほどまでに他罰的なことばを、私は今までに子どもたちの口から聞かされたことはなかった。自分の生命をこの世に送り出してくれた両親に対して、これほどまでに子どもが拒否的な感情を示すのを、私はかつて見たことはない。

（「児童心理」四十八巻十一号　一九九二年）

第五章　父親と子ども

健康な家族とは

人はだれしもが、特別な例外を除いて、新生児期および乳児期の母子共生関係から始まって、幼児期の母子分離の体験を経て、依存と自己主張（反抗）を繰り返しながら、他方では社会的人格を成熟させて、やがて家族から自立して巣立っていく。

この間、それぞれの個人について、社会の一員としてのアイデンティティを確立し、自立した人間のパーソナリティを形成していく過程で、親子関係をはじめとする家族内外の人間関係のもたらす精神心理的意義や影響の大きさは、強調し過ぎることがないだろう。

しかも人はだれもが人間としての社会的存在を期待され運命づけられている以上この自立と成熟の過程を歩まなければならないし、家族構成員はそのために相互に各自の役割を分担し合いながら協調し合わなければならない。

しかし家族相互の健全な人間関係のあり方を定義することは至難のことであり、おそらく精神保健や精神医療の臨床者の間でも、この課題は解決できていないと思う。健全という状態の定義がまず容易ではないし、健全そうに見える家族の人間関係や生活様態も多様を極めるように思えるのである。

そのために多くの専門家が正常性や健全性を定義しようとする際に、いくつかの項目の必ず一番目にあげる「明らかな異常や病的状態の欠如」という視点は、消極的に思えるが重要である。それは病的症状や異常行動を示す家族構成員がいない場合、その家族を正常とする考え方で、もっとも本質的普遍的な定義といえる。

父親のパワーと心の健康

反社会的ないし非社会的な問題行動や精神病理徴候を示す構成員がいない家族を健康な家族と考えるという基本理念に基づいて、家族システムの精神保健に関する健康性を追求してきた、アメリカ・テキサス州ダラスにあるティンバーローン財団の健康家族研究計画研究結果(1)は、多くの示唆に富むものである。この成果は多くの精神保健の臨床者とりわけ家族療法家に多大の参考知見を与えている。

　この研究者たちは、家族の示す特徴のみが、社会適応の障害された子どもを生み出す唯一の原因であるとは思われないとしながらも、以下に紹介する家族の徴候や性質の変量（正常、中度障害、重度障害の三段階）が重度化するにつれて、その家族は子どもの養育に成功しないだろうし、子どもたちは社会生活に破綻をきたしやすいであろうと指摘している。

　この調査研究が、適応性のよい健康な個人を育てあげるのに必要な家族の性質について、まず指摘しているのは、「家族のパワー構造」と呼ばれる機能である。だれが主導権としてのパワーをもち、家族システムの中にある問題解決の優先順位決定に際して、より大きな役割をはたすかという視点である。

　彼らが北米の主に中産階級といわれる家庭の調査で得た結果は、健康な家族ではパワーの秩序づけが明瞭で、しかも最大の指導権は父親がもち、二番目にパワーのある母親との間に良好な協調関係があるというものであった。その上両親と子どもたちの間には、明確な境界線があって、子ども中心の家族の姿勢はない。しかし子どもたちは自分たちの意見が黙殺されたり、のけ者にされることなく、家族の決定に加わることができるので、パワーが小さいことに不安を感じることも、防衛的に両親と競い合うこともない。

　ところが重度障害型の家族の場合には、パワーに関する家族の人間関係に顕著な特徴があるという。まず父親がパワーをもっていない。父親が受動的で、主導的な役割が果たせなくなると、それだけ母子結合は強くなりやすく、とくにこのような家族内人間関係のなかで子どもに明らかな精神障害が認められる例では、その多くが男児であったという。

また子どもが両親より大きな支配力をもっている場合には、子どもに対して両親は同胞のような立場をとり、家庭内には世代間の境界がなくなって、母親にとって父親も一人の子どものようになる結果、両親の協調関係はなくなり、家族関係は秩序のない混沌とした精神心理的構造に陥ってしまっている。

もっとも好ましくない家庭では、弱い父親と母子の強い結合が顕著で、子どもは青年期に至ってもエディプス的愛着の成熟過程から脱しきれず、近親相姦の葛藤に苦しむような状態である。親が子どもの暴力的な要求に屈したり振りまわされたりするのも、こういう家族関係の結果であり、精神分裂病圏の患者の家族にも、この型が多いと指摘している。

次いで中度障害型の家族の場合であるが、世代間の境界はあっても、親子間でパワー関係が競争状態になっている。

その一つのタイプに、父親が権威的で頑固な支配をし続け、硬直化したパワー構造を維持している場合がある。健康な家族の父親のように、他の家族から安心して迎えられる主導的役割を果たしているのではなく、権威的な支配力をもって存在している。

家庭の中の整理整頓や礼儀作法など、秩序は厳格に守られようとする雰囲気はあるが、自発的な楽しい家族間の団欒はない。子どもは父親に対して拒否的ないし逃避的な上に、母親も父親と同じような傾向を示し、あるいは協調ではなく競争的な力関係の葛藤をもっている。

このような家族では、子どもが二つのタイプの障害を示しやすい。その一つは、子どもの心理的エネルギーが家庭の内側に求心的に向かう場合で、彼らは自らの感情の表出を恐れて抑圧し、非社会的で自発性の乏しい行動様態を身につけて、神経症の状態に陥りがちとなる。場面緘黙、登校拒否、拒食症や過食症の青少年は、こういう状況から生まれやすい。

二つめのタイプは、子どもの行動エネルギーが家庭の外側に遠心的に向かう場合で、非行などの反社会的な不適応行動を示すものであるが、この行動パターンに陥りがちな子どもの両親の方が、相互にパワー葛藤を強くもっており、相手を自分の意志どおりに操作しようと競い合う緊張関係にあることを、観察結果は明らかにしている。

このような家族システムにおける人間関係のなかで、父親のパワー機能が支配型ではない主導型の場合、子どもの精神保健に関して健康や適応の状態がよく、神経症や精神障害と診断されることがない。家族構成員の間には、世代の壁や問題解決に関して指導的役割を果たすためのパワーの差があるほうが、精神心理的に健康で適応がよいというのである。

このティンバーローン財団の家族研究計画は、明らかに不健康な家族構成員が一人もいない健康家族と、神経症、社会的な不適応行動、精神障害などと診断される明らかに不健康な家族メンバーがいる種々の程度の障害家族について、このほかにも多くの事実や現実の様相を明らかにして、今日の家族（親子）の精神保健問題に臨床上有益な示唆を与えてくれているが、とりわけ父親のパワーに関する観察結果は教訓的である。この調査研究の意義は、解釈を極力避けて、事実の客観的な観察とその記述に努めていることであり、それだけに説得力がある。

エディプス・コンプレックス

母子関係を考察した臨床研究の多いなかで、父親と子どもの間に生じる精神的心理的問題を最初に洞察したのは、フロイト[2]である。

三歳以前頃までの幼児は、母親への依存と甘えの欲求を十分に満たされる二人だけの生活を楽しんでいるわけであるが、三歳から四歳頃になると、子どもの関心は性器を中心にした男女の相違に集中し、いわゆる男根期（phallic phase）あるいはエディプス期を迎える。そして心理的に母親と二人きりで蜜月を楽しんでいた世界に、母親と性を異にする男性の父親が出現して、三人の関係が始まるのである。

それまで意識の外にあった父親は、自分よりずっと力強く有能な人間として登場し、自分と母親の関係を妨害しようとする存在になる。

前エディプス期の子どもは、男女を問わず母親にのみ強い愛着を感じているが、エディプス期（男根期）になると、男女の相違に目覚め、異性の親に性的な愛着を抱くようになる。したがってとくにこの時期の男の子にとって母親は、性的欲求を伴った愛着の対象であるが、急に出現した父親は、時には母親を自分から奪い取ろうとすることがあり、また母親に強い愛着を示す自分を罰しようとする。

母親は母親でまた、自分に向けるのと違った親密な態度で父親に愛情表現をするわけで、とくに男の子はそういう時、父親に強い嫉妬や敵意の感情を禁じ得ない。時として子どもは父親が死んだりして、いなくなってくれることを期待したりする。しかし父親は、母親とは違った新鮮でダイナミックな遊び相手をしてくれるなど、男女を問わず子どもにとって、当然自分を愛していてくれる存在であることも理解できる。そこでとりわけ男の子は、父親への愛情と嫉妬や敵意の葛藤に苦しむことになり、とくにその敵意のために父親から処罰されるのではないかという不安（去勢不安）に怯えることになる。

このように異性の親に対する愛着、同性の親への嫉妬や敵意、同性の親から処罰される不安の三つの感情や欲望を中心にして発展するこの時期の幼児の観念複合体を、フロイトはエディプス・コンプレックス（Oedipus complex）と呼んだのである（女の子の同じ感情の葛藤をエレクトラ・コンプレックスと呼んで区別することがある）。

ところでこの時期の幼児は、両親の養育態度によって種々に変化する不安や恐怖、嫉妬や敵意、愛情や愛着の混合したエディプス・コンプレックスに対処していかなければならない。しかもこの対処のしかたいかんが、神経症的な素因への影響も含めて、子どもの将来の性格や人格の形成に重要な役割をはたすことになるという。

一般に男の子がエディプス期をのりきっていく過程は、次のように説明される。子どもは、敵意、嫉妬、競争、恐怖の対象である父親への否定的な感情を抑圧して、無意識化し、むしろ父親の有能な男性的特徴や行動特性を自分の中に取り込もうとする。父親に同一化することで父親への親密性を意識化ないし自覚することによって、父に処罰されることを回避することにもなるし、男性らしさを身につけていくことにもなる。

普通男の子は、種々の程度に、このようなエディプス期の発達過程を経て、男性的な特性を身につけていくという。したがって、子どもがより親密さを感じることのできるような父親の育児対応が、日常的になされていればいるほど、男の子は父親への同一化の過程が発展しやすく、男らしさの発達が容易となる。そのためこの時期にすでに、父親の子どもに対する遊びなどの対応や、妻である母親の育児や家事に対する共感・協力、援助のあり方が、子どもの成長や発達に重要な意味をもつことになる。

なかにはこの時期の発達について異質の過程を歩む子どももいる。たとえば、父親からの処罰恐怖が強すぎると、父親への同一化を避けて、父親に愛される母の方に一体化しようとする・父親との競争も同一化も回避して、母親のようになって父親に愛されようとする無意識の逃避行動とも理解されるが、このように父親への否定的な感情が優位になると、男の子は男性化の発達が停滞し、依存性や受動的な行動特性を強めていく。

このような傾向が強すぎると、思春期、青年期に至っても、男性的で能動的な性的役割（性的同一性）をとることができず、同性愛傾向を示したり、女性的な性質の顕著な男性になる。

ところでエディプス期の子どもは男女とも、基本的には同じ発達過程をたどるのだが、女の子についても少し触れておく必要があろう。

この時期の子どもは、幼児性器期と呼ばれ、性的関心（あるいは男女の子どもとも男性器への関心）が顕著になる。その結果、性や性器の相違に気づき、女の子は男の子の顕在的な性器（男根）に羨望感を抱くという。そのことは同時に女の子が自分の性器に対して失望の気持をもち、自分の性に劣等感を潜在させることになる。そして女の子としての自分を生んだ母親に怒りと拒否の感情を抱き、それまで依存の対象にして甘えてきた母親も女性であることを知って、母親に失望する。そのことがきっかけで、女の子は自分の関心をしだいに父親に強くしていき、父親への愛着と母親への敵意や憎しみという、男の子と反対の近親相姦的葛藤が生まれることになる。これがエレクトラ・コンプレックスである。

一般に女の子のエレクトラ・コンプレックスの解決は、次のような心理過程をたどると理解されている。女の子は母親の愛情を失う不安から、母親に対する敵意や憎しみの感情や、父親に対する過度の愛着の欲望を抑圧して無意識化し、母親からはもとより父親からも同意の得られる行動様態としての母親への同一化をはかっていく。通常女の子が女性的な同一性を形成していく心理過程の基盤を、フロイトなど精神分析学派の人たちは、このように考えているが、ホーナイらの女性分析家らは、このような理論が女性を劣等視するものであるとして批判的である。

女の子の中にも、種々のやり方でエレクトラ・コンプレックスの解決をはかる子どもがいる。母親（女性）への同一化を避けて、男性的な行動様式をとったり、男性的なやり方での自己主張をする性格をつくりあげていく人たちもいる。女性としての母親に同一化することを拒否する心理過程をたどった人と理解することができるが、母親が女性として、子どもが肯定するような母性を十分に発揮できなかったとも解釈できるであろう。しかし、母親が子どもに十分な愛着を体験させ得るような母性的行動を発揮するためには、夫である子どもの父親の行動が重要な意味をもっていることは言うまでもない。

おそらく男女を問わず子どもたちが、この時期の発達課題ともいえる葛藤を処理する過程で必要とする要因は、結局のところ子ども自身が両親から無条件に愛されているということと、両親が相互に信頼し合い共感し合っているということを実感することであろう。たとえ両親が相互に愛し合っていることが、一時的に同性の親に嫉妬や敵意を抱くとしても、そうであろうと思う。アメリカ・テキサス州のティンバーローン研究財団の研究が、両親の協調や連合関係と、両親と子どもの間の世代境界が明確に存在することを、父親のパワーとともに健康家族の最重要の要件としていることも、その辺りの事情を物語っているであろうことは疑いの余地がない。

エディプス期以前の父親

エディプス期以前の乳児期および早期幼児期の父親について言及した理論はほとんど見当らないが、西園昌久[3]の分析と考察は、文化や時代を異にするフロイトのエディプス理論よりも、私の日常の臨床経験に照らし合わせて、肯定的実感を抱かせるものである。

生後間もなくの親子関係は母子関係の方が直接的なのに対して、父子関係は母親を媒介にしての間接的なニュアンスがあり、父親は母親と子どもの直接的な関係のそばで傍観者の立場にあるかのようである。

ところが健康な父親は、母親が熱心に育児をする態度に母親のナルシズムの雰囲気を見出しながら、あたかも父親自身が愛されているように感じて、母親の育児における自己愛的な満足を支持し承認する。父親は母親が子どもに向ける愛情の大きさに感動するが、そういう父親に支持された母親が子どもの養育のなかで蓄積していくナルシズムの感情は、子どもへの愛情に昇華されていって、そこにはじめて安定した母子関係が形成されるのだという。すなわち、母子関係が愛情に満ち、安定したものになるためには、健康な父親の役割が前提になるのである。母親は育児の最初から、一人で独立して子どもに対応しているのではなく、「夫婦の代表として子どもにかかわっている」のであって、母子関係は当初から「潜在的に父親を含めた三者関係」なのである。したがって父親の積極的な支持や共感的な参加のない母子関係は、必ず不安定なものになる。

このように母親の母なる育児行動や母性衝動は、母子関係の最初の時期から、父親の参加や役割の如何によってその機能が大きな影響を受けることになるが、そのことの意味はその後学童期を経て思春期・青年期まで続くことになる。

エディプス期以前の父親の機能に関する数少ない臨床研究のなかで、小此木啓吾・持丸文雄[4]や舘哲朗[5]が紹介しているアベリンの研究は注目に値するものである。彼は乳幼児とその両親の相互関係を、家庭やクリニック（プレイルーム）で直接観察したほか、詳細な面接を行って幾多の知見を得ている。

彼はマーラー[6]が心理的誕生（psychological birth）と呼んで、子どもが新生児期から乳児期のはじめの母親との共生関係を経て分離・独立していく過程を観察した発達図式をモデルに用いながら、十一組の子どもとその両親を四年間にわたって観察して、私にとってもきわめて共感的な事実を報告している。

まずマーラーのいう乳幼児期の心理的誕生の発達過程であるが、共生期の乳児は特別な緊張状態に陥った場合にのみ、自分と母親の間に境界があることを感じるだけで、母親の世話でその緊張が解消されてしまうと、自分と母親との間にある境界もなくなって、正常な共生的（normal antistic）関係のなかで成熟を続けている。

ところが次の分離・個体化（separation-individuation）の発達は、母子が共生関係の頂点にある生後四〜五カ月頃から始まり、乳児は母親を特別な人として認識し始めると同時に、やがて六カ月頃から周囲の現実世界に興味を示し、母親のそばでならば「自己の能力」を発揮しようとするようになる。

その後満一歳になる前後から、子どもはさらに周囲への関心や興味を増大させ、よちよち歩きを始めると、母親から一時的にせよ離れたところで遊びに熱中することができるようになり、母親のいない世界との浮気（love affair with the world）を楽しむようになる。乳幼児期最初の自立的行動がみられる時期である。

ところがその次の再接近期（rapproachement phase）といわれる時期（生後十六〜二十五カ月頃）になると、それまで母親の存在に比較的無頓着でいられて、母親から離れて周囲の世界の探索を楽しんでいた幼児が、自由に歩くことができるようになったにもかかわらず、母親からの分離不安を強く感じるようになる。これは幼児の認知能力や情緒機能の分化と発達に伴って観察されることで、母親を失うことへの恐れ〈対象喪失の恐怖〉の感情である。

この時期の子どもは常に母親を意識し続け、自分のそばにいてくれることを望んで、母親がすぐそばで見守ってくれるところで遊びたがる。できることなら、自分が好奇心いっぱいに動きまわって活動するのを好意的に見守ってくれて、自分が新しい知識や能力を身につけていくのに全面的な援助や協力をしてくれることを強く願っている。すなわち母親に追いかけられながら走りまわり、追いつかれて抱き上げられるようなことを期待しながら遊びまわることを無上の喜びとしているのである。

しかし母親は必ずしも絶えず自分の望んでいるようには、育児行動を示してくれるとは限らない。この時期の子どもは、自分と母親がそれまでと違って互いにまったく別個の独立し合った存在であることを認識し、母親喪失への不安を感じながら、一方では母親から離脱して未知の世界を探求したいという欲求をもっている。この母親に対する矛盾する両価的な要求を、どのようにして子どもの自尊心がひどく傷つくことなく処理できるようにしてやるか、両親の対応はこの時期固有の子どもの急速な自我発達に重要な意味をもつ。

そこでアベリンの考察は、分離・個体化期の幼児が母親との共生的関係から分離し自立していく様相が、決して子どもと母親との間でのみ進展するものではないというものである。母親との分離に不安や恐怖を感じている子どもは、母親以外の対象に対して人見知り不安（恐怖）も大きくしていくが、同時に母親との共生的世界以外の未知の対象に対しても探索欲求を強くしていく。そんな時期に、母親以外に魅力と信頼を同時に寄せることのできる対象や世界の出現は、この時期の子どもが危機や発達課題を解消していくのに不可欠の要件ともいえるが、父親はそういう世界を代表する最初の貴重な対象なのである。

したがってこの時期の父親が、それまでの母親とちがって、新しい魅力にあふれて生き生きした子どもとの関係を呈示できなければ、幼児は新しい現実世界への探索をあきらめて、分離不安を軽減するために母親への積極的な（しかし退行的な）接近傾向を強めることになる。

そこで今日、子どもや青年の精神保健の臨床に携わる私たちの注意を喚起する現代病ともいうべき境界例（境界人格障害 borderline personality disorder）の問題に目を転じると、マスターソン(7)の指摘が現実味を帯びてくる。境界例患者の生育歴には、この再接近期における自我発達の停止と、その後の各時期における種々のタイプの退行現象を想起させるものが多い。そしてその病態の背後にあって、子どもの精神内界を支配し続ける感情は、見捨てられ抑うつ（abandoment depression）と呼ばれる抑うつ、怒り、恐れ、罪責感、孤独、孤立無援感、空虚感の六つの成分からなる感情群と、自己愛的・口唇期的固着（narcissistic-oral fixation）であるという指摘である。

さらに先述のアベリンが、精神障害の子どもとその家族に関する研究のなかで、精神障害の子どもと障害のない同胞との間に観察される決定的な相違が、精神障害児では父親を自分との関係のなかで認識する能力が欠如しており、さらに父親への備給能力の不足があると結論していることは、エディプス期以前の早期幼児期に、すでに父親の機能が子どもの将来の自立的な人格形成に深いかかわりをもっていることを明示するものとして注目しなければならない。

すなわち、エディプス期以前の分離・個体化期において、父親は子どもの心理や感情を抑制し欲求不満を強くさせる存在としての一面をもちながらも、同時に母親と共生的な分離不安や両価的関係のなかで葛藤する子どもを新たな現実世界に導き、自我同一性、性同一性、対象恒常性などの発達を促して、自立的な人格形成を可能にしていく上で、すでに重要な役割を演じているのである。

父性機能

子どもが育つ基盤はまず家庭であり、次いで家庭をとりまく地域社会である。その家庭のなかで、乳幼児期の子どもの発育上まず母親（母性）機能が重要な意味をもつことは、だれにも疑いの余地のないことだが、ほとんど同時に早期から、父親（父性）機能も重要な役割を果たしていることをこれまでに考察してきた。本章では、以後児童期そして思春期にかけて、その機能がより顕著な意味をもってくる父親（父性）の役割について検討していきたい。

まず対比する上で、家庭における母親（母性）の機能について述べるが、子どもが長じるにつれてその役割は必ずしも今日母親によってのみ果たされなければならない家族機能というわけではないから、母性的機能と呼ぶのが適当かも知れない。

パーソンズ[8]や福島章[9]らの母親や父親の機能に関する理論にもあるが、家庭における母性的機能は、子どもや家族メンバーのすべてをありのままに承認し許容するものであろう。子どもが一人ひとり完全に個性的な存在として、そのまま受容されるもので、家庭のなかに甘え、安らぎ、平和の世界をつくりだす働きである。

この役割は従来、母親が育児や家事に有利であり、後述する父親の役割との調和から、母親が実行せざるを得ないというものでもあったが、パーソンズは子どもや家族メンバーに愛情や共感的な雰囲気を供給して、感情や欲求の表出を媒介にしながら家族の人間関係を円滑に保つという意で、この母性的役割を表出的機能と規定している。

他方、家族内の関係をこえた社会集団への参加については、父親の方が社会的生活において多忙であることから、戦略的に有利で重要な存在であるのが一般的であるとしている。歴史的に家族に食料などを供給する役割が肉体的労働に有利な男子に好適であったという経緯もあり、社会的適応や社会的目標を達成する能力の育成と、その過程で家族を社会に参加させる父性的役割を手段的（道具的）機能と規定した。

その父性的、手段的、道具的機能は一言で表現すれば、社会的な生き方の指針や規範を示すことになる。幼児期から児童期にかけて、子どもが最初に社会化のモデルとするものは、父親の言動に象徴される家庭内の父性的機能である。

具体的には、善悪の判断、生きるための目標や理想に代表されるような価値観、価値あるものを得るための努力のしかたやそれに伴う忍耐、それらを包含する思想や信条や宗教といったものを日常的な生活行為のなかで表現し教示することである。

子どもが成長して思春期や青年期を迎えた時、父親や家庭内の父性的価値観や思想をそのままもって生きるかどうかは不明であり、むしろそういうことは少ないかも知れないが、少年期（児童期）に最初に社会化への同一化のモデルを家庭内の父性的機能に求めることは自然であり、特殊な例外を除けば、多くの人間にとって社会的人格の成熟過程において一般的ないし普遍的なことだと思う。

しかし昨今、私たちが精神保健クリニックで遭遇する子どもや思春期・青年期の若者には、その成長や発達のなかに、家庭における母性的機能と同時にこの父性的機能も欠如していることが明瞭な事例が実に多いことを認めざるを得ない。

速水洋[10]も、交通事故や交通違反を通して反社会的行動を引き起こす少年の指導に従事するなかで、私には現代型非行の一つの典型とも理解される彼らの精神構造について、「自分の父親を内面化することに失敗している例が多い。父親権威との適切な対応関係が形成されないまま、それが他の権威との関係に持ち込まれている」ことを指摘している。

父性的機能としての父親的権威の衰弱

速水は、絶えず非行少年の問題を念頭におきながら、現代のわが国にみられる子どもの精神保健や社会適応に関する問題の背景には、まず父親的権威の衰退があり、そのために子どもたちは権威や規則への対応のしかたがわからないでいるにもかかわらず、教師などその他の指導者も、自分の役割のなかに権威を取り入れて統合することができないでいる状況があるといい、父性的宗教の伝統のないわが国では、本来の権威的な父親や教育者が生まれにくくなっていると指摘している。

ところで父親の権威の内容とは何であったのだろうか。なぜ衰弱したのであろうか。まずは家族への食糧供給が肉体労働によってのみ可能であったという、歴史的な必然があったであろう。そのこととほぼ同じような意味合いだが、人類の歴史が戦争の歴史（兵士としての男性の歴史）

という側面をもっていたことにも依存していたであろう。男社会はおそらく古今東西を通じて、食糧と戦争の問題に主役を果たしてきたということに深い基盤をもっていたと思う。

今やわが国は長い年月の平和とハイテクノロジーの時代を迎えて、男性の権威を支えてきた筋肉労働と兵役は社会の表舞台から消え去ったように思われる。父親はまず男性的権威を失ったのである。

また平和と経済的な豊かさを支えるハイテクノロジーは、父親を職場の非個性的な機械的・組織的作業に従事させることになり、女性との性差を強調するものが消退するとともに、業績的（職業的）権威が優位になる一方で、封建的遺物ともされる家父長的権威も衰退してきた。もはや父親は、もっとも本質的な人間的権威としての人格的権威によってしか、その父性的権威を示し得ない時代になったかのようである。ある一部の父親は、社会的評価の高い職業的な地位や業績によって、父性的権威を保つことができるであろうが、人格的権威を示し得る父親ともども、おそらく少数派であろう。

このように考えてくると、本来父親の父性的権威とは、その主要な部分が生産の仕組み（食糧の調達）、戦争、封建社会などの社会要請によって成り立っていたものであろうから、今日のわが国の社会でそれらの支えがなくなった以上、その衰退は当然のことである。

また日本の家族論について河合隼雄[11]は、西洋の家と異なって、日本の家は社会に従属して存在し、母性原理によって機能しており、戦前の強い父親も母性原理の推進役としての強さであって、社会の仕組みのなかで家庭内に働く母性原理の範囲内の権威に過ぎないと述べ、それぞれの父親が父性的な強さをもっていたわけではないと指摘している。そして核家族は、キリスト教を精神基盤にもって、独自の規範で社会に対応できるような父親のいる家庭の父性原理によって、その構造や機能を維持できるのだと説いている。

さらに今日のわが国の社会は、父親の人格的権威よりも、非人格的な職業的（業績的）権威を重要視する組織社会になっており、家庭における父親あるいは父性の機能は文化的・社会的な危機的状況を迎えている。

父親も母親もいるのに

あらゆる時代や文化の状況に共通する育児や子どもの教育法はあるはずがない。しかし家庭における育児の母性的機能と父性的機能には、普遍的な要素もあり、両性的機能は協調的・補完的なものである。しかも父性的機能は、すでにエディプス期以前から、それも乳児期にその役割の重要性が観察されている。

また今日のわが国の社会は、母親と父親の役割や機能が固定化ないし規範化されることに、反男女差別の思想から否定的な風潮が強い。そしてその分だけ、家庭や社会における男と女、父親と母親の役割や機能も境界を不鮮明にしている。すなわち社会が役割の規範をあいまいにした分だけ、各家庭は自らのやり方と責任において、家庭内で子どもや家族メンバーの一人ひとりの社会的人格をつくり上げていかなくてはならない。そして子ども個人の社会化の過程には、家庭における父性的機能の果たす役割は決定的に重要である。

こういう時に本文の冒頭で紹介したアメリカ・ティンバーローン研究財団の報告[11]は注目に値する。健康な子どもを育てる家庭には、物事の決定に際して最大のパワーのある父親がいて、二番目にパワーのある母親との協調関係がよいうえに、子どもたちとの間に明確な世代間の境界をもっているという。家族が単純にみんな平等という家庭の六〇%に、神経症や社会的不適応のメンバーを観察したという指摘は示唆に富んでいると思う。

私たち臨床者の周囲には、社会化の発達過程に失敗を来し、非社会的ないし反社会的な不適応状態に陥っている子どもや若者が増えている。その代表例ともいうべき境界人格障害に対して小此木啓吾[12]は、「現代的な社会文化的な形成物」と警告を発している。家庭における父性的機能の充実を願ってやまない状況であるが、それは母性的機能と協調・補完し合うものである。そして今日では、父性的機能の実践者は父親一人の役割ではなくなっているのかも知れない。それはちょうど母性的機能が母親一人でその役割を果たされようとはしなくなっているように……。もっとも悲惨なのは、母親も父親もいるのに、両性の機能がともに欠如した家庭で育てられる子どもであることを忘れてはならない。

時あたかも今年（一九九〇年）の夏には、わが国で初めての国際児童青年精神医学会(IACAPAP)の年次総会が、京都で開催される。

文献

（1） Lewis, J. M., Beavers, W. R., et al.,：本多裕、国谷誠朗他訳、『織りなす綾』、国際医書出版、一九七九年。

（2） 小此木啓吾：『精神分析理論』「現代精神医学大系」第一巻 B1b. 中山書店、一九八〇年。

（3） 西園昌久：精神分析療法における父親——歴史と考察「精神療法」（季刊）、十（2）、金剛出版、一九八四年。

（4） 小此木啓吾、持丸文雄『乳幼児と父子関係』小此木啓吾、渡辺久子（編）、乳幼児精神医学への招待。別冊発達9、ミネルヴァ書房、一九八九年。

（5） 舘哲朗「父親の病理―人格発達における父親の役割り」馬場謙一、福島章、小川捷之、山中康裕編『父親の深層　日本人の深層分析2』、有斐閣、一九八四年。

（6） Mahler, M. S. 高橋雅士、織田正美、浜畑紀訳『乳幼児の心理的誕生——母子共生と個体化』黎明書房、一九八一年。
（7） Masterson. J. F. 成田善弘、笠原嘉訳『青年期境界例の治療』金剛出版、一九七七年。
（8） Parsons. T. 武田良三監訳、『社会構造とパーソナリティ』新泉社、一九七三年。
（9） 福島章『青年期のカルテ――受験世代の心理と病理』新曜社、一九八一年。
（10） 速水洋『父親の機能――父親権威の衰退とその帰結』馬場謙一、福島章、小川捷之、山中康裕編、父親の深層。日本人の深層分析2、有斐閣、一九八四年。
（11） 河合隼雄『中空構造日本の深層』、中央公論社、一九八二年。
（12） 小此木啓吾『境界例――その概念と治療の基本問題』、サイコロジー三五号、一九八三年。
（『小児医学』二三巻三号　一九九〇年）

第六章　子育て不安と児童虐待への援助

はじめに

近年のハイテクノロジーの進歩による家庭内の電化、少子化、保育所の整備などによって、母親の家事労働の負担は軽減したが、地縁血縁の消失化によって、地域社会は崩壊し近隣との交流や親類縁者との交際はなくなってきた。家庭は孤立化を深め、母親は周囲の人と共感的な人間関係の機会を失ったまま、孤独、不安、いらだちのなかで自信のない育児に苦悩している。

子育て不安

一九九二〜一九九三年度、筆者が厚生省の委託（厚生省行政科学研究）を受けて、母子保健に関する研究の一環として、横浜市内に在住する乳幼児を育児中の母親（約一五〇〇人）を対象に実施した予備調査の結果の一部概要を紹介する。多くの臨床者や研究者の報告とほぼ同調するものである。

1　育児不安

育児に際してとくに不安を感じていないと答えた母親は、全体の三分の一（三三・八％）、育児に関して具体的な悩みごとはないという母親は五分の一（二一・四％）に過ぎなかった。

若い母親は、子どものからだ（五三・九％）、ことば（五一・八％）、生活習慣（五一・四％）、人との関係や社会性（五〇・五％）、性格（四九・六％）などについて不安を感じ、子どものしつけ（五〇・二％）、健康（二九・八％）、自分自身のやりたいことができない（二四・五％）、子どもとふれ合いの時間がもてない（十八・五％）、育児そのものに自信がもてない（一〇・八％）ことなどに深く悩んでいる。そして、育児中に「いらだち」を自覚するという母親は、「時々いらいらする（七〇・四％）」を含めると八〇％近くにもなり、子どもを産まない方がよかったと思うことがあると答えた母親は、たまにそう思うことがあるという母親（二五・一％）を含めると、全体の三分の一（三二・八％）にも及ぶ。

2　夫との関係

育児に積極的な喜びを感じ、「生きがい」、「楽しみ」などと表現して、育児（不安）への耐性を大きくしている母親は、圧倒的に多数を占める。

育児を「楽しい」、「喜び」、「生きがい」と肯定的に意識する母親の回答で目を引くのは、まず夫との関係である。その第一は、夫が育児に直接協力的に参加している（八二・五％）という場合であり、次いで、夫は必ずしも育児そのものを直接手伝うような協力はしていなくても、育児協力の有無とは別に、妻である子どもの母親との日常的な対話やコミュニケーションには意欲的で、母親がそのことに十分満足している（一九・九％）、満足している（四七・四％）という場合である。

母親が、夫との日常生活のありかたに満足を感じている場合、彼女たちは育児に不安や疲労を感じにくく、健康状態も良好だと答え、育児への喜びや生きがいを自覚している。また夫以外の家族（子どもの祖父母など）、友人、近隣などとのよい関係（協力やコミュニケーション）も、母親の育児意識や態度に、同様によい効果をもたらすことを、調査結果は示している。

3　育児の相談と資源

育児に関する相談相手には、夫（八六・一％）、友人・知人（六七・三％）、親（六四・〇％）、近隣（二五・七％）、親類（九・四％）、保育所（九・一％）などが選ばれている。

また育児知識やスキルを求める資源としては、友人・知人（七四・五％）、両親（五八・一％）、育児雑誌（四四・二％）、育児書（四二・五％）、ラジオ・テレビ（三九・一％）、近隣（三七・一％）、医師（二三・一％）、保健婦（一二・〇％）などと回答が寄せられた。

その内容を検討すると、育児不安がなく、育児に積極的な生きがいなど肯定的な姿勢を示す母親は、育児に関する相談を、日常的に親しい関係にある身近な人に求めている場合が最も多い。夫に次いで多くの相談をしているのは、親しい友人や近隣の知人であって、自分たちの両親（子どもの祖父母）よりも頻繁に積極的に相談相手に選んでいる。

ところが、育児に疲労、いらだち、不安、悩みを感じ、子どもはいないほうがよかったと自覚することさえあるというような、育児に否定的な意識や態度を示す母親は、育児に関する相談、知識、情報を、育児雑誌・育児書やテレビ・ラジオのみに求める傾向が顕著で、気持ちを許して親しく相談ができるような近隣や友人をもっていない。そのうえ、育児に肯定的な母親に比べると、医師、保健婦、保育所保母などの専門家や職業者を頼りにすることもきわめて少ないのである。

4　近隣との関係

約三〇％の母親は近隣とのつき合いに積極的と答えているが、約二〇％の母親は消極的だと回答している。それでも約七〇％の母親が近所に「親しい人」がいるというが、約三〇％の母親は近隣に親しい人をまったくもっていない。

近隣に親しい人がいないという彼女らは、その理由を、在宅時間が少ない（五一・二％）、転居して間もない（二五・一％）、性格が社交的でない（一六・九％）、友人はいなくてもよい（一〇・八％）と答えているが、つき合いの契機がないという人も多い（二七・〇％）。

一方、近隣と親しく交際している母親の大多数（八一・〇％）は、その契機を「年齢の近い子どもを介して」と答えている。だから、子どもの数が多くなるにつれて、近所に親しい知人をもつ機会が増えていく。子どもが一人の家庭では五八・九％なのに、二人以上になると七六・一％から七七・三％と、親しい近隣をもつ頻度が大きくなる。

大切なことは、近隣との日常的な交流に積極的な母親は、夫との関係に満足していることが多く、育児に関する相談や情報を、書物や放送よりも知人・友人、両親、専門家など人に求める傾向を顕著に示し、育児に不安、いらだち、悩み、疲労など否定的な意識や感情をもつことが明らかに少なく、反対に、楽しみ、喜び、生きがいという積極的で肯定的な意識や感情を示すことが多いということである。

5　乳児との接触体験

自分の出産以前に、乳児と接触した体験をもつかどうかの質問に対して、三分の一（三四・〇％）の母親は、出産後自分の子どもに接したのが初めてと答えている。自分の子の出産前の接触では、成人後兄弟姉妹や親類の赤ちゃんが三七・九％、自分が子どもの頃に弟妹に（二〇・一％）と近所や親類の乳児に（二九・六％）などと複数回答で答えている。

そこで注目してよい結果であるが、母親自身が成人後ではなく子どものとき、自分の弟妹や近隣・親類の乳児に接したことがあるという場合には、他の母親に比べて、育児は楽しい、喜び、生きがいなどと肯定的な姿勢や感情を表現することが明らかに多く、楽しくない、つらい、いらだつ、不安、悩むなどの否定的な気持ちを回答する頻度が少ないことが明らかであった。

6　まとめ

乳幼児を育てている母親の育児不安の実情を調査したものだが、結果のなかには、専業主婦のほうが職業をもつ母親よりも育児不安が多く大きいという事実もあり、若い母親が孤独な状態で幼い子どもと長時間接し続けることは不安や困難が大きく、反対に、職場で種々の人間関係を体験し、保育所などで育児の協力者を得ながら子育てをするほうが、たとえ多忙ではあっても、母親の精神保健によい結果をもたらしている可能性を示唆するものである。

広範囲の人間関係に関する母親の回答は、彼女が家庭の内外で、共感的な人間関係を豊かにもつことができれば、それだけ幸福で安定した親子関係を維持することができるというものであった。これらの結果は、近年、他の研究者や臨床者によって、指摘され報告されている（牧野、1983）。

児童虐待

児童への虐待者の半数ないしそれ以上は母親で、最も多い。そのほか加害者となる人は父親であったり、母親と同棲中の男性であったりするが、内外のどの報告も実母・実父であることが圧倒的に多く、しかも母親であることが最も多い。最も親密な愛着関係を結ぶことが期待される母親が、自分の幼い子どもを優しく養育するのではなく、なぜ、どのような状況や状態で、虐待するのか。

母親が自分の子どもを虐待する場合には、（1）母親自身が乳幼児期に被虐待ないし被剥奪の体験をもつ、（2）虐待してしまう子どもに対して、母親が歪んだ認識（認知）をしている、（3）限界を越えた危機的状況のなかに母親がいる、（4）母親が社会的援助を得られず孤立状態にある、という四条件が揃っている（Kempe & Kempe, 1978 ; Steele, 1987）という報告がある。

虐待者は一般に人格的に未成熟で自立性に乏しく依存的で、他者からの精神的・物質的支持を求める傾向が大きい（西岡、1971；Kempe, 1971）。また、定職が得にくく、経済的不利と社会的孤立ということから、かつて欧米では虐待する親には隣国からの移住者が多かった（Vesterdal, 1972）。そして虐待者が親である場合、夫婦間のトラブルは多くの例で決定的である（Kempe & Helfer, 1972）という研究報告もある。

そのほかにも虐待の要因になる状況や状態は、種々多様にある。望まなかった結婚・妊娠・出産、異常な妊娠・陣痛・分娩、新生児期の四八時間以上の母子分離、親の身体疾患・アルコール依存症・そのほかの精神疾患、子どもの未熟出生や病虚弱による育児困難、期待はずれの性の子ども、多動あるいは反応の乏しい子ども（Lynch, 1975；Steele, 1987. 岩田、1996）などが、虐待の要因になるという。

すなわち児童虐待とは、前記のような要因がいくつか重複したところに発生する不幸な状態である。しかし筆者の見聞、調査、臨床経験では、最重要あるいは必須ともいえる要因は、虐待者の孤独ないし孤立である。

本稿の最初に具体的に紹介したように、育児不安や一時的にせよ育児放棄にもつながる母親の感情や状態は、たとえばどちらかといえば、短い居住年数、近隣などとの消極的な交流、夫とのコミュニケーションへの不満、専業主婦、育児情報の入手が人間関係を介さず雑誌や書物に頼ることなど家庭内外での人間的交流の途絶した状況が共通している。

実際には子どもを何人も産んだ母親が、そのなかの特定の一人だけを虐待するという例も少なくない。その場合には、前記のような子ども側のさまざまな要因のほか、折り合いの悪い夫・祖父母・姑あるいは小姑に似ているというような、子どもに対する歪曲された母親の認知感情が働いていることが多い（棚瀬、1996）。しかしそういう場合も、母親の孤独な日常生活に伴う子どもへの共感性の喪失が育児への適応性を失わせることになっている（Feschbach, 1987）。

虐待は、家庭的にも社会的にも孤立した母親が、育児の喜びや苦悩の感情を、周囲のだれとも交流や共感し合えないまま、狭い住環境のなかで、息抜きのできない閉塞状況に陥って引き起こしてしまうものだといえる。

育児不安と児童虐待への支援

人間社会における親には三つの側面があるという指摘がある（山縣、1995）。生物的・社会的・心理的な各次元での親である。生物的次元での親は、第三者が代行することができない、身体的なつながりをもつものである。社会的次元の親は、子育てを行う親であり、心理的次元の親は、子どもに安心やくつろぎを与える親であって、子どもが親を実感し認知することに関する機能である。

家族は夫婦関係と親子関係から成り立つが、一人ひとりはその意志とは関係なく、必然的に社会的な人間関係を営むことを運命づけられた存在である。そして人間が健康であるためには、たとえ個人差はあっても、この夫婦・親子・社会におけるそれぞれの人間関係の質と量とその均衡が、重要な意味をもつ。うまくいっている場合は、すべての関係がよく、どれかの関係が崩れたり失われたりしていると、すべての関係が機能しにくくなる。

虐待にしろその他のことにしろ、家族の問題は家庭内で発生するし、直接の原因も家庭内の人間関係にある。しかし今日、その解決は家庭内の人間関係の調整のみでは、不十分なことが多い。

そのことは、本稿の最初に紹介したように、育児不安をもつ母親は、夫婦関係への不満のみならず、近隣などとの人間関係も消極的・逃避的・拒否的である。そのうえ育児不安への対応も、その方策を書物・雑誌やテレビ・ラジオなど、直接人間関係を必要としない情報に頼るばかりで、家庭内および社会的な人間関係が機能していない傾向を顕著に示している。

今日われわれの社会では、家族や社会の構成員が各々、まず自分のために主体性をもって生活や行動のありかたを選択して決定していくことができる社会を、上質の社会だとする認識が大きくなっている。たしかに個人の選択が尊重される社会は、一面的には望ましいものであるが、親と子のように、一方が他方に依存しなければならないような弱者と強者の関係にあるような場合には、問題は複雑になる。保育所は子どものためにあるのか、親のためにあるのかといった問題などが、次々に生じてくる。しかし今日の社会的要求は、象徴的には、親のためにも子どものためにも最善の保育所を、公的責任においてつくるということである。

現代のわが国の風潮は、母親は家庭にあってずっと育児に関わるべきだという考えを持続させるようなことがあれば、女性は仕事をやめて子どもを産むのではなく、仕事を続けて子どもを産まなくなる。それは豊かな生活へと人々を駆りたててきたわが国の産業社会の自己矛盾で、仕事をするということが個人の自己実現ということもあるが、それ以上に現在の経済的・物質的な生活水準を維持するために、女性も働かざるを得ないからである（渡辺、一九九五）という指摘もある。

さらに、職業をもつ母親よりも専業主婦のほうが、一般に育児不安が大きいことは先述のとおりであるし、アメリカの児童虐待に関する研究でも子どもと長時間一緒にいる専業主婦が、最も高率に自分の子どもを虐待するという報告もある。

現代の家族は地域社会において、ほかの家族とのコミュニケーションを失って、社会的に孤立している。そして地縁ばかりか親類縁者との血縁関係における交流や交際にも消極的になってしまった。核家族化が進んで家族の規模は縮小化し、家族内の育児を含めて、広く人間関係にもとづく機能が脆弱化している。現代のハイテクノロジー機能がゆきとどいた家庭のなかで、家族構成員は物理的にも精神的にも共有し合うものを失いつつある。人々は家庭の内外で個別化・個人化の態度を急速に進行させている。夫婦どちらかの単身赴任、夫婦別姓の選択、離婚の増加、オウム真理教に見られるような容易に家族を捨てる若者などの存在や事実は、そういう現代社会内の人間関係のありようを象徴している。

今日、子育て支援に求められる視点は、健全な親子関係を機能させるために必要な、家庭内および社会的な人間関係の回復である。夫婦間はもとより、親類縁者や地域社会内の共感的な人間関係を回復し維持することができるように、多様な施策や活動が推進されなければならない。母親のみならず父親も育児に取組みやすい社会を形成するためには、行政はもとより企業はどのような役割や責任を果たさなければならないのか、今後も重要な社会的検討課題である。

母親は家庭の内外で、育児に関する協力や支援を受けながら、多くの人々との人間関係を通して、育児の喜びや苦労の感情や体験を分かち合いながら子育てに励むのがよいし、子どもは多くの人々によって育てられる機会がなければならない。

全国各地で試行されている地域育児（保育）センターの機能や、育児サークルづくりなど、公私的に計画・推進されている育児支援の活動は、共感や協調の感性を希薄にしながら、個性化というよりも個別化・個人化そして孤立化しがちな現代人の心に、人間同士のコミュニケーションに安らぎや喜びを感受できるような人間的な感性や習性を、どのようにして呼び戻せるかという基本的視点が不可欠である。

参考文献

（1）厚生科学研究『子育て不安と子育てネットワークの形成に関する研究』（主任研究者・佐々木正美）一九九二・一九九三年度報告書。
（2）牧野カツコ『働く母親と育児不安』家庭教育研究所紀要 No.4 : 67-76, 一九八三年。
（3）Kempe, R. S & Kempe, C. H. : Child Abuse. Harverd Univ. Press, 1978.
（4）Steele, B. : Psychodynamic factors in child abuse. In Helfer, R. E. & Kempe, R. S. (eds.) : The Battered Child. 4th ed Univ. of Chicago Press, Chicago, 1987.
（5）西岡和男：小児虐待——児童相談所における症例の検討、小児保健研究三十六、二一七—二二五頁、一九七七年。
（6）Kempe, C. H. : Pediatric implications of the battered baby syndrome. Arch Dis Child 46 : 28-37, 1971.
（7）Kempe, C. H. & Helfer, R. E. : Innovative the rapeutic approaches. In Kempe, C. H. & Helfer, R. E. (eds.) : Helping the battered child and his family. J. B. Lippincott Co., 1972.
（8）Lynch, M. A. : Ill-health and child Abuse. Lancet 2 : 317-319, 1975.（A. W. フランクリン編・作田勉訳篇：第4章母性愛の危機——体罰と虐待。日本文化科学社、一九八一年）。

（9）岩田泰子「児童虐待と親子へのケア」渡辺久子編：母子臨床『こころの科学』六六号：四八－五一頁、一九九六年。

（10）棚瀬一代「実母による乳幼児虐待の発生機序について――事例分析による検討」心理臨床学研究十三、四二七－四三五頁、一九九六年。

（11）Feschbach, N. D.: Parental empathy and child adjustment / maladjustment. In Eisenberg, N. & Strayer, J. (eds.): Empathy and its Development. Cambridge Univ. Press, 1987.

（12）山縣文治『新しい家族の役割と求められる社会的支援』月刊福祉九月号四八－五一頁、一九九五年。

（13）座談会：新しい家族のかたちと社会的支援（萩原康生、松村由利子、渡辺秀樹、網野武博）月刊福祉九月号十一－二七頁、一九九五年。

（「母子保健情報」三三号一九九六年）

第二部　臨床からみた現代の課題

第七章　子どもの世界と教育

＊教育関係者を中心とした聴衆を前に「子どもの世界と教育」という題で行われた講演。

心を病む子どもたち

私は、昭和四十一年から東京大学の精神神経科で児童・青年期の精神医学の臨床に取りかかりました。当時は精神神経科に十五歳以下の子どもが診療や相談に来る比率は、精神科外来の全統計の中で〇・四%でした。ところが、昭和四十九年には、その二十五倍の一〇%になりました。その後は、児童精神科の医師の養成が間に合いませんから、増加する人をすぐには診療できず、診療申し込み後の待機期間が長くなって、外来診療統計での比率は上昇しませんが、実際にどれだけ増加しているかは想像できないくらいです。そうした、心を病む子どもがたいへん多くなってきました。

先日の中央教育審議会で、「子どもたちにもっとゆとりを与えなければならない。だから、毎週土曜、日曜を休みにしよう」ということを骨子にした答申がありました。

答申には、「子どものしつけあるいは子どもの教育に関して、最終的な責任を負うべき所は家庭である」とあり、それを受けて朝日新聞や毎日新聞は、コラムの中で「いまさら、中教審がこんなわかりきったことを熱心に討議をしなければならないほど、今の日本の家庭は問題なのか」という意味のことを書いていました。実はそうなのです。その一端が、幼い子どもを車の中に残して、お母さんがパチンコをしているうちに子どもが亡くなってしまったという事件に現れているのです。同じようなことは日々あります。

私は横浜で市町村単位の保育園の定期的な勉強会にお招きを受けています。そこでの報告に「朝ご飯を食べさせないまま、保育園に送られている子どもがだんだん多くなっている」ということがありました。育ち盛りの子どもが、朝食を食べないで保育園へ来るわけです。保育園では「食べていない」と言っている子どもには、そっと別の部屋で朝食をあげたりしています。

問題なのは「食べた」と言っても、実際は食べてきていない子どもです。しかし、そうした子どもも保母さんと親しくなってくると、安心していろんなことを話すようになります。「本当は僕、食べてないんだ。でも、食べてないと言ったら、怒られちゃうから、お母さんやお父さんに言わないでね」と言って、保育園で朝食をとるようになります。こんな親がいることは、それほど例外的ではなくなりました。なぜ、こんなふうになってしまったかということを考えなければいけません。

先日、私はある少年のことで、家族から相談を受けました。お母さんの話は、次のようなものでした。

「以前は、とてもよい子でした。あるとき、私が外出して、雨が降ってきたことがありました。すると、この子は〝お母さんが濡れたらかわいそうだ。でも、どこに傘を持って行ったらいいのかわからない。せめて、濡れて帰ってきてもいいようにお風呂をたいてあげよう〟と思って、お風呂をたいていてくれました。こういうことを小学校四年生のときにしてくれた子なんです。ところが、ある時期から学校へ行かなくなり、家庭内暴力が始まりました」

私は「そんなに小さいときから、親のために気を遣うように育てたのは、本当はよくなかった。そのころの子どもは親に気など遣わないでいいのです。親が年老いたときに、自分が元気だったら手を貸すというぐらいでいいのです。小学校のころから自分が本当にやりたいことを忘れて、どうしなければならないかということのほうに神経を使い過ぎたら、子どもたちは生き生きと生きていく力を失います」ということをお話ししました。

つまり、「〝今日は青信号だ、今日は赤信号だ、あっ黄色になった〟と親の顔色を見ながら生きている」わけです。親の前でよい子をしていたら、子どもの自主性や主体性は育ちません。そういう子どもたちがたいへん増えており、むしろ立派な家庭に、こういう類の間違いが起きやすいのです。

　こういった家庭の中学生が、高名な受験偏差値の高い高校への受験準備をしていました。ある晩、お母さんが少年に夜食のラーメンを作って持っていき、「じゃあ、がんばってね」と一言、言いました。すると、その少年はいきなり「これ以上、どうしてがんばるんだ」と言って、お母さんにラーメンを投げつけたのです。

　お母さんは大変なやけどを負って、今は大学病院の整形外科で治療を受けています。おそらく少年はそれまでに、もういやというほど、「がんばれ、がんばれ」と言われて、気持ちのうえでは、もうこれ以上がんばれないというほど、がんばっていたのだと思います。

　お母さんに、それほど少年を追いつめる気持ちがあったとは思えませんが、その後のお母さんの傷つき方は大きなものでした。けれども、その少年は今年の四月にたいへん偏差値の高い高等学校に入学し、何事もなかったような顔をして通っています。私は、このような関係になっている子どもたちと親が、だんだん多くなってきたように思います。

基本的信頼感の必要性

　子どもが健全に育つための人格の基礎工事のような部分は、〝人を信じること〟です。人を信じられなければ、子どもはどんなことがあっても自分を信じることができません。人を信じることでしか、人間は自信をもつことができない、ということを知らなければなりません。

エリクソンは、「人を信じる感情と自分を信じる感情は表裏一体のものである」と言い、これをベイシックトラスト（基本的信頼感）と呼びました。これは、本来は親からの無条件の愛情、あるいは無条件に近い愛情によって培われます。しかし、親でも、本当の意味で無条件に子どもを愛することはできません。あるいはできにくいのです。ほとんどの場合、「こうなればよい子だ。これすれば好きだ。ああすれば愛してあげる」という条件つきの愛情を子どもに与えて、「こうしなければ愛してあげない」ということを、別の表現で伝えているのです。

しかし本来、人を愛するときに条件などないはずです。無条件の愛情、あるいは無条件にできるだけ近い愛情を受けて育てられた子どもたちほど、人を信頼する力が大きいものです。親を信じられなければ、子どもは自分を信じられません。そして、親に対する信頼感や安心感を基本にして、他の人に対する信頼感を育てていくのです。親に対する信頼感が大きければ大きいほど、他の人に対する信頼感も大きくなります。

その信頼感のもとになるのが、〝できるだけ条件付きでない愛情〟です。親はしつけや教育のうえで「こうすればいいね、こうしないほうがいいね」ということを伝えることは必要ですが、どこかで子どもたちに「できなくても、しようがないよ。いいよ」という気持ちを伝えることも大切です。

現代は、親や教師から子どもたちに「そうならなければだめだ、こうしなかったら承認しない」というメッセージが非常にたくさん伝わっています。

私は今年の三月まで、東京女子医大病院の小児科で約二十年、非常勤講師をしていました。大学病院の小児科にはたいへん難しい病気の人がたくさん入院しています。辛いことですが、主治医が家族の人に不治の病気を告知しなければならないことがよくあります。家族の方は本当に悲嘆に暮れます。

そういう家族の悲しみを何とか少しでもやわらげるために、私たち精神科の所へ相談が回ってきます。どなたも「何とかなりませんでしょうか。家を売ってもいい。そのお金でこの子が救える方法はないですか」、そして、最後には「生きていてくれるだけでいいから、何とかならないか」と言われるのです。これは本当の親心だと思います。親は本来、子どもが命を終えるかもしれないと思ったとき、「この子の命を救うために、腎臓の一つでも、肝臓の半分でも、極言すれば、心臓移植のためには心臓でも、命を代わってあげてもいい」という無条件の愛情をもっているのです。

ところが、子どもが元気なときには、なかなか「生きていてくれるだけでいい」という気持ちにはなりません。つい、「これができなくては、あれができなくては、こんなことをやっているようでは」という思いが強くなるのです。

私は大学病院の小児科で、親は「本当は子どもが元気なときこそ、生きているだけでいい」という気持ちになることが大切であるということを教えられました。私も子どもたちに対して、「こうしてほしい、ああなってほしい」という思いがないわけではありません。

しかし、私が自分の子どもたちに望むことがあるとしたら、それは「親より先に死なない」ということです。それ以外の望みや親の強い希望などというのは言ったり、伝えたりしないでおこうと自制するのです。

その代わり、私は折に触れて子どもたちには、「自分が本当にやりたいことを手控えて、親を喜ばせようなんて考える必要は少しもない。そんなことでは、一度きりの人生が残念なことになる。親を踏み台に大きくなっていけばいい。親より先に死ななければそれでいいんだ」と伝えたいと思っています。これが子どもに大きな安心感を与えるのだと思います。

時代の違い——昔は仲間が、今は親が受容

過保護はいけない、とよく言われます。しかし、私は過保護で子どもをだめにした例を見たことがありません。子どもの自立を阻むのは、ほとんどが過剰干渉、過干渉です。過保護は子ども

の希望を聞いてあげ過ぎることです。過干渉は子どもが望んでいないことを親が過剰に押し付けることです。過ぎた場合にどちらがいけないかというと、干渉のほうです。教育やしつけにはある程度の干渉が必要でしょう。しかし、過剰干渉は危険です。

小さいときは親につかまっていなければ生きられませんから、親の言うことを聞きますが、思春期になればもう聞かなくなります。幼い子どもは、「お母さんに見放されたら、お父さんに叱られたら、大変だ」と思っています。ですから、失敗したときに厳しい表情をし過ぎたり、成功したときにニコニコし過ぎたりすれば、当然、子どもは親の顔色に左右されるようになります。そういうことで度が過ぎると、子どもは自発性を失っていきます。これは本当に危険なことでしょう。

私たちが子どものころには、箸の上げ下ろしまでうるさいような親はたくさんいましたが、子どもの自立心は損なわれませんでした。なぜなら、仲間が大勢いて、その中では自由にふるまえ、大声や歓声をあげて仲間と共感し合えたからです。

たとえば、当時は近所の川で、我流で自由に楽しく泳いでいました。しかし、今はそういう川がなくなり、経済的にゆとりもあるので、親は子どもをスイミングスクールに通わせます。そこでは、コーチが手取り足取り教えてくれますが、子どもは自由に泳いではいられません。しかも、親の「隣の○○ちゃんは何級になったよ。お前はまだ何級か」という気持ちが子どもにひしひしと伝わってきます。

私たちの子どものころは、親が子どもに条件をつけたとしても、「学校から帰ったら、風呂の水ぐらい汲んでおけ。まきを少しぐらい割っておけ」という程度でした。「隣の○○ちゃんのほうが、まき割りがうまい」などとは言われなかったのです。

そのうえに、仲間は絶対的に受け入れてくれました。友達が大勢集まれば集まるほど、おもしろいゲームができるからです。たとえば、「人数が足りないから三角ベース。もっと集まれば、ちゃんとした野球。三角ベースもできないほどだったら、しかたがないから、陣取りをしよう」となり、集まる仲間の数が多ければ多いほど、私たちは喜んだのです。

ですから、次々に仲間を集めて遊びました。野球のときに、弟や妹の子守りで遊べないという友達がいれば、手のあいている攻撃側が交代で子守りをしました。そして、小さい子が少し大きくなると、今度は「○○ちゃんは三振なし」などのルールを作り、仲間として歓迎して遊びました。その子はその子なりに場が与えられて一生懸命やって、仲間に受け入れられていたのです。

こうして、そのころの子どもたちは〝自分の存在理由、揺るぎない存在感、存在する価値〟を教えられ、無条件に受容される世界をもっていたので、子どもの自立心が損なわれなかったのです。

今、子どもたちがそういう存在感をどこで教えられるかと言えば、家庭以外にはありません。

残念ながら、たいていの学校では、子どもたち一人ひとりに絶対的な存在価値を感じさせてくれる教育などはできないと思います。

私たちが子どものころでも、先生がそういう教育をしてくださったとは必ずしも思いません。仲間うちで、あるいは村人たちがお祭りや盆踊りのときに、「村の子どもはみんなおらが村の子どもだ」としてくれたのです。「○○君は勉強できるからどうで、○○ちゃんはできないからこうだ」などということはありませんでした。その当時、子どもたちは学校の勉強よりも田植えや稲刈りのときにがんばれば、立派に存在感があり、認められていたのです。

どんな時代の、どんな価値観の中で生きようと、私たちは〝存在するだけで価値がある、生きているだけでいいよ〟というメッセージを、だれかがどこかで子どもたちに伝えなければなりません。これを伝え損なえば、その分だけ、子どもたちは自信を失っていきます。まず、私たちはどうしたら自分の子どもに、〝自分たち親の欲を殺し、自分を自制して、できるだけ条件を付けない愛情〟を与えてあげられるかということを考えなければ、子どもたちが本当の意味で生き生きと自立していくことはできないのです。

自信をもって自立するためには

〝これでいいんだ〟という自信

私は、小学校の途中から中学・高校時代を父の郷里である滋賀県の農山村で過ごしました。その後は東京に移りましたが、終戦直前から父方の親戚に疎開して、そのまま高等学校までいました。先日、四十五年ぶりに、その村の小中学校時代の同級生と還暦祝いの同窓会がありました。

私は近くの町の高等学校を卒業し、六年間は仕事をして、それから大学に進学しました。しかし、同級生で高等学校に進学した人は三〇％もいません。そういう時代でした。

今は、皆さんのお子さんやお孫さんが、「高等学校へ行きたくないから、行かない」と言ったら、家族中で失望するかもしれませんし、本人は、「これで自分は社会から脱落するかもしれない」という危機感をもつかもしれません。というよりも、「行かなければならない、行くのがあたりまえだ」と思っているかもしれません。

当時は経済的な貧困のために、高等学校には行きたくても行けないという人がいましたが、その行けない不幸と、今日のいやでも行かなければならない不幸と、どちらが大きな不幸か、これはなかなか難しい問題です。

私たちが子どものころには、七〇％以上の同級生が、「僕は勉強なんかしたくないから、高等学校は行かない」と言えば、家族も社会も「それでいいよ」と承認してくれました。ですから、高等学校などへ進学しなくても、みんな生き生きとしていました。同窓会で集まった人の多くは、中学を卒業してから六十歳まで、この道一筋四十五年、自信をもってそれぞれの道で働いてきて、生き生きと輝いていました。

「それでいいよ、そのままでいいよ」と言われることが、人間をこんなに自信に満ちさせ、安心させてくれるのです。「これでいいんだ」と安心して生きる、これも大きな自信であり、誇りでしょう。しかし、今日ではこういう生き方ができにくくなってきた、という現状があるわけです。

無条件の愛情が不足した例

ある府県で、二十四、五歳の青年が、「俺のことを勝手に産みやがって、こんな育て方をしやがった」と、高名な事業家であるお父さんを訴える事件がありました。

今日的な意味でいえば、立派に教育されたのですから、裁判になれば、お父さんは絶対負けないと思われました。ところが、功なり名を遂げられた父親が息子から訴えられるという、こんなにみっともない裁判はありません。結局、示談で一千万円を払って、親子の縁を切って和解されました。立派に大学教育までして育てても、難しい時代になりました。私は「その方は、子どもを一生懸命育てたかもしれないが、無条件の愛情の部分が不足していた」と思います。

私たち人間は、どこかで無条件、あるいは、それに近いくらい受け入れられなければ、本当に自信をもって自立して生きていけないのです。そういう意味のよい例を一つ紹介します。数年前に埼玉県の浦和市で、二十四歳の青年が高等学校の教師をしていた父親と母親に、深夜、刃物で刺殺されるという不幸な事件がありました。

事件の後、私が親しくしている横川和夫さん（共同通信社、論説委員）は日本各地の新聞に連載のリポートを書き、それを『仮面の家』（共同通信社）という本にもされました。私はその方からその本をいただき、いろいろと話も伺いました。

その青年は小・中学校を通じて、勉強もスポーツも音楽もできる万能の少年でした。高校も最も偏差値の高い公立高校に入学し、そこでも文武両道の秀才でしたが、ある時期から不登校になり、激しい家庭内暴力の状態で中途退学しました。

その後、大学入学資格検定試験に通り、ストレートでたいへん偏差値の高い私立大学に入学しますが、また不登校になり、以前にも増して家庭の中で激しく乱暴を働くようになりました。

そしてついに、家庭の崩壊を恐れた両親が息子を出刃包丁で刺殺するという不幸な事件になったのです。

いったい何が足りなかったのでしょう。それは先ほどから述べているように「無条件の愛情」

が不足していたと私は思います。子どもたちは勉強やスポーツや音楽ができれば、それで自信がもてるのではありません。何ができても、また、どんなに豊かな知識や技術、能力をもっていても、それが人間の自信につながるわけではないのです。

今日、私たちは、自分の子どもが「将来、自信をもって生きていけるように」と思いながら、自信というよりは、〝人より自分は能力が高い〟と思わせるような教育をしているのではないでしょうか。

そういう、人よりたくさんの能力・知識・技術を与えようとする発想だけで育てられた子どもは、より優れた人の前では劣等感をもち、優れていないと見た相手の前では優越感を感じます。ですから、「優れた友達をもつことができない。優れていない人と友達になるのを嫌う」ということになります。

健康で生き生きしている子どもたちは、自分にない能力や資質をもっている人と友達になることが喜びです。なぜかといえば、彼らから学ぶことがあるからです。そうして、子どもたちは伸びていきます。

遊びの中のルール

また、子どもたちは仲間との遊びの中でルールを作って、それを守り、役割を分担し合い、責任を果たし、そして感動を分かち合うことによって、社会性を学んでいきます。ヴィゴツキーは「社会的な規則を守ることの意味や価値は友達との遊びの中で学ぶ」という意味のことを言っています。規則を知らなくて、規則を破る人はいません。知っていて破るのですから、規則を知っていることと守ることは別です。仲間と楽しい遊びをしているときに、規則を守らなかったために楽しい遊びが壊れたという経験をしていれば、規則を守ることの大切さを知ります。

子どもに仲間との世界を十分与え、仲間と響き合うことで、健全な社会的人格はできてきます。社会人になるための最大の準備、最善の準備というのは、このように友達との共感体験です。

モラトリアムの時代の若者たち

損なわれていく社会性

フロイトは人間の身体的・心理的な成熟の研究に大きな業績を上げました。さらに、エリクソンは、そこに社会的な成熟を加え、三本目の柱としました。

現代の若者は、前述の刺殺された青年の象徴的な例のように、社会性以外の発達・成長・成熟は抜群で、学業としての知識・スポーツ・コンピューター・音楽などの技術や能力は個人的によく習得しているのですが、〝社会に存在する人間として、友達などと人間関係の中で身につけ合うもの〟が決定的に損なわれています。

エリクソンは象徴的に、「仲間と道具や知識、体験を共有し合わなければいけない」と表現しましたが、仲間と道具や知識、体験を共有し合ってこそ、健全な社会的人格が形成され、人間はそれを背景にして勤勉な人格を身につけられるのです。言い換えれば、「友達からものを学ぶことと、友達にものを教えるという経験」です。つまり、自分にないものを友達から学ぶのです。自分にないものをもっている友達をもち、また、自分が何かを与えられる友達をもたなければいけないということです。

さらに、エリクソンはこの場合に、「少年期に友達から何を学ぶかという質よりも、どれだけ学ぶかという量が大切である」という鋭い指摘をしています。

私たちが子どものころ、仲間から学ぶものの内容や質は大したことではありませんでした。ウサギの飼い方や繁殖のさせ方、木の登り方、魚の釣り方、秋になれば必ずきのこが生えている秘密の場所など、大人から見れば感心するようなことは何も学びませんでした。しかし、量は溢れるほどあり、溢れるばかりの楽しさの中で学びました。

先生や大人から学ぶことは、あまり楽しいことではありませんが、仲間から学ぶことはおもしろく、楽しいことでした。また、仲間にものを教え、自分のもっているものを相手に伝えることは誇りであり、喜びでありました。

しかし、現代の子どもはそうした経験をしにくい状況にあり、したがって、社会性も非常に身につきにくくなったのです。こうしたことの背景には、時代的な問題もたくさんあります。

日本の若者にみるモラトリアム現象

近年、モラトリアム人間という言葉がよく使われます。モラトリアムとは、本来は経済用語で支払いなどを猶予することを意味しますが、エリクソンは社会心理学的な用語として「社会人としての義務遂行が猶予されている青年期の状態」をこう呼びました。

これは、「人間はその文化の中である年齢になれば、ある一定の自立的な責任行動をとることが期待されるのに、現代の若者は自立・成熟のために、まだ何年もの猶予期間が必要」という意味からモラトリアム現象といっています。

モラトリアムの若者は、「現在の自立しない姿は当分の間の仮の姿であり、自分はこの先、未来にきちんとした自立的な生き方をするはず」という夢を描き、社会人としての責任ある自己決定を延期したまま、社会的な出来事に対しては当事者意識を欠いたまま、傍観者や批評家のような態度をとり続けて、なかなか年齢相応の自立をしません。つまり、職業的・社会的な役割を果たそうとはせず、すべて当面の未自立な生き方を暫定的・一時的なものにしようとする傾向が顕著です。そういう状態を一まとめにしてモラトリアムといいます。

慶応義塾大学教授の小此木啓吾氏は、モラトリアムの若者を「半人前意識から全能感をもつ」と表現しています。

私たちが若いころには、「自分はまだ半人前」という意識があり、それが学習や修業をすることの原動力になっていました。ところが、モラトリアムの若者は、「半人前意識がなくて全能感をもち、すべての能力を自分は秘めている」という意識があるというのです。

これは今日の社会の急速な変化が背景にあります。一世代前の人は、今のコンピューター操作やハイテク技術などについていけないわけです。そういうところから、若者は「自分たちなら、あのコンピューターの操作ができるけれども、一世代前の人には無理」というような、今日的な文化や技術についていけるというある種の万能感をもっているのです。

二つめの傾向は「禁欲から解放へ」です。

一世代前の人は非常に禁欲的に生きていました。ところが、現代の若者は全部ではありませんが、解放的に生きています。今は節約や禁欲が美徳ではなく、テレビのコマーシャルでは消費や解放を促して、それが社会的に歓迎される時代です。ですから、毎年のようにスキー用品や水着を変え、毎日の生活の衣類を変える若者は、ある意味でバブル経済の重要な担い手であり、消費文化の中心にいるため、バブル的な社会的存在感を自覚できるのです。また、物質的に豊かになったので、自立を先送りにしても、フリーターをしたり親から小遣いをねだったりして楽に生活ができるため、若者はモラトリアムの状態でいられるのです。

三つめの傾向は、「修業するという感覚から遊び感覚へ」というものです。かつては、「働き過ぎたり、勉強し過ぎたりすることは愚かだ」という風潮はありませんでした。

しかし、今はどうでしょうか。今日、修業や働くことの意義が強調されなくなる一方で、余裕・余暇がとても人間的で大事なことだと考えられ、自由や解放や快楽の価値が相対的に大きくなるような文化になってきました。

若者は修業感覚を捨てて、遊び感覚になってきています。また、「継承者から部外者に」という傾向があり、過去の文化や伝統を受け継ぐことよりは、自分の時代から何か新しいことを始めようとします。たとえば、音楽などでも、過去の音楽家が築き上げてきたものを学んで、そのうえに新たな音楽を作ろうというのではなく、いきなり新しいことを始めてみようとするのです。

そして、若者はマスコミの「言論の自由」や「人権」の論調に呼応して、実際には親の世代や社会に依存しているのに、そういう意識や既存の文化を否定し、実行力は持たないが論評・評論・批判はしています。そこにも、モラトリアム現象の大きな特徴が見られます。

問題を解決するために

事態を悪化させないために価値観を切り替える

一世代前の人から見れば、若者はモラトリアムに見えますが、これはすべて豊かさが生み出した副作用です。もし、家計が維持できないほど貧しければ、そんな生き方は許されるはずがありません。しかし、モラトリアムという状態でも生きられるほど、豊かになったのです。

それでも、私たちは「もっと豊かに、もっと自由に、もっと便利に、もっと個人の人権を」と、思っているのではないでしょうか。

私たちは知らず知らずのうちに、そう思っています。しかし、これは〝もっともっとエネルギーを消費し、もっともっと自然を破壊すること〟につながります。それを〝エネルギーの消費をセーブする。自然をこれ以上破壊しない。もう少し不自由さに耐える〟という気持ちに切り替えなければ、この傾向は決して変わりません。今の状態で今より事態を悪くしないですむなどと、私は決して思いません。

おそらく、私たちがどこかで思い切って価値を切り替えて、「もう少し不自由になってもいい、もう少し不便になってもしかたがない。もう少し貧しくなってもいい。あるいは、個人の権利をもっと制限してもいい」という生き方を選択しなければ、今のような問題は少しも改善されないと思います。

おそらく、そうして行き着く所まで行ってしまうのかもしれません。しかし、私はそう思いたくないので、焼け石に水かもしれないと思いながら、それなりに努力をしています。

私たちは自分の自由や権利を主張する一方で、人権を守られて自由に存在するための役割や責任についてはほとんど意識や議論をしません。しかし、これ以上事態を悪くしないためには、個人にはどんな責任や役割があり、どのような義務を果たさなければならないかを考えなければいけないでしょう。

私たちは義務教育期間の子どもたちに、いろいろな不都合、たとえば、いじめの問題などが起こると、「学校教育が、受験体制が悪いから」と思いたくなります。

大阪市立大学に森田洋司教授という社会心理学の高名な先生がおられます。この先生はアメリカ、イギリス、ノルウェー、オランダ、日本の五カ国で「いじめ」の研究調査を行っています。これらの国では、まったく同じようなタイプの子どものいじめに悩んでいます。私たちは「受験戦争が厳しい、今の学校教育は歪んでいる」などと簡単に言いますが、受験が本当に厳しい国では必ずしもいじめに悩んでいないそうです。それらの国に共通する問題は、受験戦争ではないということのようです。では、どういう要因があるのか、という実態調査を森田教授は始めたようです。

私たちは問題を他人のせいにせず、一人ひとりの問題として考えなければいけません。そうでなければ、問題は解決しないのです。私が実際に子どもたちといっしょに生活をして、子どもたちの心理臨床的な問題、社会的な成熟、自立への問題などを考えるときに、とりわけ思うことは「人間が人間同士響き合いにくくなった、共感しにくくなった」ということです。

今まで、私たちは子ども同士が共感し合って、生き生きと遊ぶということを、ずいぶん過小評価してきたと思います。友達から学ぶことの価値を見くびりすぎて、大人から学ぶことの価値のほうが大きいと思い過ぎ、月謝を払って、ずいぶん的はずれなことをし過ぎてきたのではないでしょうか。

たとえば、川で自由に泳いでいたらよかったものを、そういう美しい川がなくなったので、立派なコーチがいるスイミングスクールに入れ、親は高いお金を払って、成果を期待します。川に勝手に遊びに行っているときは、泳ぎが上手になることに、親は価値をおきませんでした。子どもは自由に楽しんで泳いでいたのです。

また、今は野球も、東京などでは近所に空き地がないのでできませんから、地域の野球クラブに入ってやります。そこには、立派な監督とコーチがいて、子どもの技術の優劣を評価します。そして、子ども同士の自由な遊びのように、「○○君は下手だけれども、三振なしで入れてあげる」などという状況はなくなり、今度はレギュラーにするとか、しないとかが始まります。立派なグラウンドで立派なユニフォームを身につけて、立派なコーチが入ってくると、子どもの世界はぶち壊されて、仲間と本当に共感し合って野球をすることはできなくなるのです。しかし、もう私たちはどこかで、こういうことに歯止めをかけることを真剣に考えなければいけません。

私の試み――野球少年にはドッジボールを

私はささやかな試みとして、息子が地域の少年野球クラブに入ったときから、今述べたようなことを監督やコーチの方にお話ししています。ところが、監督は「佐々木さんの言うようにしていたら、野球は勝てない」と言われます。私としては勝たなくてもいいのですが、監督やクラブの家族の人たちは、承知できないかもしれません。

それで、私は「できれば三十分ほど早く野球の練習を切り上げて、この子たちに自由にドッジボールなんかをやらせてみたらどうですか」と提案し、これは成功しました。

子どもたちがドッジボールをすると、監督は「突き指をするな」などと心配しますが、ドッジボールは上手でも下手でもいいのですから、「干渉しないこと」を提案しました。そうすると、野球クラブの少年はドッジボールのときには楽しそうに熱中し、歓声を出し、生き生きするのです。子どもの気持ちが分からない監督は、「おまえたち、よく声が出るな。その声を野球のときにとっておけ」と言ったりしましたが、私は「声が出ないような指導のしかたというのは、どういうことなのでしょう」と、厭味を申し上げたことがあります。

基礎体力作りでも何でもかまいません。練習を早く切り上げて、野球クラブの少年にはドッジボールやサッカーを、サッカークラブの少年には野球やドッジボールをさせてあげると、そのときに子どもは生き生きします。大人の干渉や評価抜きに思いきり自由に遊ばせてやると、子どもは本当に輝きます。監督やコーチの方に「これがいちばん子どもらしい姿なんだ」ということを知っていただくだけでも、価値はあります。

〝努力して成果が上がらなくてもいい〟

大人が子どもたちにものを教えることが難しいのは、プロセスよりも、成果や結果を大事にし過ぎるからです。

世の中には、一生懸命努力して成果を上げる人がいますが、これは普通です。ところが、なかにはうんと努力しても成果の上がらない人、社会的に承認されるような成果を上げられない人がいます。さらには、努力しなくても、成果を上げる人がいます。

たとえば、将棋の世界で言えば、羽生善治名人と同じぐらい努力しても、その地位までにならない人もいます。

親から見れば、努力をしても成果が上がらないのは、たしかにさみしいと思います。しかし、私は子どもたちには「努力をしなくても成果を上げる人よりは、努力をしても成果が上がらなかったという生き方のほうが、ずっと好きだ」と伝えたいと思います。

人生はどのようにどう発展していくか、わかりません。子どもたちにも「人間はだれしもどのような人生を歩むかわからない。自分が願ったように努力しても成果が上がらないことはある。しかし、それはそれで立派なものなのだ。天国に行ったときに、神さまから〝よくやったね〞と言っていただければ、それでいい」というようなことを言っています。

今、子どもに必要なものは——無条件の愛情と友達との共感

ここまで、現代の子どもたちについて、私が何を感じ、どんなふうになっているかということを、いろいろな角度から申し上げたつもりです。

では、今、私たちに何ができるのでしょうか。子どもは親を信じ、人を信じることで、自分を信じ、友達を信じ、先生を信じていきます。すなわち、自分が生きている世界を信じることができるようになります。

ですから、まず自分の子どもたちに〝親を信じること〞から人生をスタートさせてやりたいのです。

ところが、子どもは、親を信じなさいと言えば、それで親を信じるものでありません。福沢諭吉は「教育というのは言葉によるのではなくて、態度すなわち行いによるのである」と言いました。これは「子どもは親の言うことは聞かない。しかし、親のやっていることはまねる」ということと同じです。この反対であれば、どんなに教育しやすいかと思いますが、そうはならないのです。親の言うことは基本的には聞きませんから、大切なのは「言わなくていい。やって見せるだけでいい」ということです。

子どもたちはどこかで無条件、あるいはできるだけ無条件に愛される必要があります。友達とお互いに無条件に受け入れ合える関係を豊かにもっている子どもは、それで結構です。そうでなければ、家庭で親が無条件な受け入れをすることが、非常に大切です。

そして、次に大切なことは、できるだけ友達と共感し合って生きるということです。友達からものを学び、友達にものを教え、お互いに学び合うことです。あるいは、友達と興味や関心や感動を共有し合うことです。

子どもたちの真の自立のために大切なことは、この二つだ、と申し上げても、私はよいと思います。子どもは「育つ」というよりも、「育ち合う」存在で、自立とは信じ合える相手と相互依存し合うことにほかならないからです。

(「季刊モラロジー生涯学習」一三九号一九九六年)

第八章　不登校について

*小児科医を前にしての講演。

きょうは、こうして皆さんのお集まりでお話をさせていただく機会を与えられましたことを大変光栄に思います。

今日では、ごく普通の子どもが、ごく普通に育つことが大変むずかしい時代だと児童精神科の医師として思いますので、広く精神医学のほうから小児科学臨床をなさる皆さんに、新たな視点を少しでもお与えできればと思います。

不登校には、これが一つの原因だということが、なかなかございません。おそらく今日の私たちの時代の文化がもっている様々な要素や側面が影響していると思います。そういう問題をいくつかの観点から御案内してみたいと思っています。

表1　今日の社会心理的背景

1）経済的・物質的豊かさと「外罰性（他罰性）」 vs. 内罰性（自己罰性）
2）過密社会と「人間関係の稀薄さ」 vs. 過疎性と人間関係の濃密さ
3）そして他者（周囲の人）の欠点・短所への過敏さ vs. 長所への気づき

豊かさと他罰性、そして人間関係の稀薄化

先年、お亡くなりになりましたが、筑波大学で臨床心理学を研究していらっしゃいました我妻先生[1]は、文化人類学にも大変幅広い知識や御経験をお持ちでございましたが、よく私たちにこういうことをおっしゃいました。文化人類学の方面から人間ということを考えますと、地球上ほとんど至る所にいろいろな種族、民族、いろいろな人間が住んでいるわけでありますが、経済的、物質的に豊かな地域や文化圏に住んでいる人間ほど、外罰性とか他罰性という感性を強く持っていると言われます(表1)。外罰、他罰というのは、何か不愉快なことがありますと、自分以外の人を罰したくなる、そういう感情、感覚、感性のようなものであります。人のせいにしたくなるとでも言いましょうか。卑近な例を申しますと、仮に幼い子どもの手を引いて自分の家の周囲を歩いていて、ちょっと親が心の隙を作ったときに、子どもが親の手を振り払って、ちょろちょろ歩いていって、ころんで、運悪く道の端のどぶ川へ落っこちたとします。この場合、「ああ、しまった、いけない」と思うだけで済ま

せれば、それは自己罰であり、内罰でありますが、同時にこのどぶ川の管理責任者はだれだろうという感情が湧き上がったとします。こういう人通りの多いところのどぶ川をオープンのままにしておくというのは許しがたい、この道路とどぶの管理責任者はだれだろうという感情に自分が支配されたとしますと、この部分が外罰であり、他罰であります。経済的に、あるいは物質的に恵まれない社会に住んでいる人の場合は、おそらくこんなときに、こんな外罰的な感情は湧き上がらないというわけであります。豊かさと外罰性、他罰性、貧しさといわば内罰、自己罰という感情が結びつきやすい。これは、人類としての特性だそうです。

次いで、過密社会にいる人ほど人間関係が希薄になりやすいというのです。反対に過疎地の人ほど人間関係が濃密です。近隣や友人や親戚、その他の人々との人間関係が濃厚である。過密社会の人ほど人間関係は希薄になりやすい。これも、人類としての特性だそうであります。この二つ、豊かさと過密さというのは、同時並行しやすい人間社会の現象です。先年、私が札幌へ当地の教育委員会のお招きで伺ったときに、ある指導主事の方が、こんなことをおっしゃいました。北海道全道では、人口はじわじわと減っているそうでありますが、札幌の人口は急増中であるとおっしゃっていました。バブルがはじける以前の話ですが、豊かさというのはそのように人口を過密にしやすいということです。一極集中的にしやすいということであります。

私は、今三人の男の子の父親です。二人が大学生で、一人が高校生ですが、大学の受験期前後の子どもたちをもっておりますと、そういう様相がよくわかります。上の二人の子どもたちが受験しているとき、すなわちバブルがはじける以前の大変に経済的に景気のいい時期は、東京周辺首都圏の私立大学の入学競争が大変激烈でした。地方の人も、どんどん東京へやってくるわけです。そうして、地方の国立大学がすいているという状態であったようです。ところが、このバブル経済がおかしくなって、少し不景気風が吹き始めますと、あっという間に東京の私立大学の競争倍率は減ってきたのだそうです。そして、地方の国立大学が息を吹き返すみたいになるわけです。豊かさというのは、どこかへぱっと人を集めるんですね。不景気になると、地方へ散らばっていくという人間の特性があります。

豊かさと過密さというのは、このように関連しやすいものだそうでありますが、東京などはその最も典型的な場所であろうかと思います。その両方が合わさりますと、私たちは自分の周囲にいる人に対して、その人の持っている長所よりは短所のほうにセンシティブになると言われます。弱点や欠点、短所のほうが気になってしかたがなくなるということです。こういうことが人間関係をさらに希薄にしていくことになるのだろうと思います。

貧しさと過疎化というのは、特に過疎というのは相手の人の長所のほうに感性を働かせやすくするということです。こういう人間の、あるいは人類のとでも言いましょうか、持っている感性あるいは特性のようなものは、他人との関係だけではなくて、夫婦の間でも、親子の間でも、同じように認められるのだそうであります。今日精神医療をやっていますと、家庭内暴力事件というのに非常にしばしは遭遇します。今日では腕力が逆転しますと、親子の間に親が子どもに服従せざるを得ないという場面がしばしばあります。腕力の強い方が勝ちでして、子どもが幼いときには親の方が支配していますが、子どもの腕力のほうが親を上回るようになりますと、子どもが支配し始めるという家庭がたくさんあります。そのように相手の弱点、欠点のことが大変気になりやすく、しかも他罰的になるということですが、さらに相手の長所への気づきというのがなかなかむずかしくなるというのです。こういう今日の心理的な社会背景を、私どもは心得ておく必要があろうかと思います。

基本的信頼感と自律性

次いで人間が成熟していくプロセスですが、エリクソン(2)のモデルを表2に示しました。人間には、それぞれの時期に成熟していくための、あるいは発達していくための主題があるということです。かいつまんで申しますと、乳児期には子どもというのは豊かな基本的な信頼感を育てられなければならないということです。母子一体としているときに、その一体感がしっくりくればくるほど、十分であればあるほど、子どもの中に人を信じる豊かな信頼感が身についてくる。今日

表2　人間の成熟

1）身体の成長

e. g. 首の固定，寝がえり，這行……歩行

2）精神心理機能の発達（E. H. Erikson）

a）乳児期：基本的信頼感（不信）
　～望んだように愛される

b）幼児期：自律性（恥と疑惑）
　～教えて待つ

c）児童期：自発性（罪悪感）
　～“いたずら”の実験的・創造的意味

d）学童期：勤勉性（劣等感）
　～友達から学ぶ・友達に教えることの意味

e）思春期と青年期：アイデンティティ・自己同一性（それの拡散）
　～価値観を共有できる仲間の意味

f）成人期：親密性（孤立）
　～生産性の原動力

g）壮年期：世代性（自己陶酔）

h）老年期と円熟期：自我の統合（絶望）

3）社会的存在としての人間になるため

a）ソーシャル・レファレンシング－social referencing－の感性（R. Emde）
　生後6カ月から1歳半（2歳）の育児

b）遊びが育てる社会性（Vygotsky）
　規則と役割
　責任と感動
　共感と道徳性・倫理観

幼稚園、保育園などを私どもが巡回することが多々ありますし、あるいは市町村別に幼児保育、あるいは乳児保育している保育者との勉強会のような場所によくお付き合いをしますが、子どもたちが十人いますと、人を信じる力、そういう感情の豊かさや乏しさというのは、十人十色であることがわかります。

基本的な信頼感、ベイシックトラストとエリクソンは呼びましたが、これは乳児期に最も豊かにその感性が育つというわけです。人を信頼するということは、自分が望んだように愛されること、あるいは十分な母子の一体感を経験することによって育てられるとエリクソンは言っております。今日の親は、しばしば子どもの望んだような愛情ではなくて、親が望んでいるような愛情のかけ方をするわけです。時間があれば、後ほど触れてみたいと思いますが、子どもの望むような愛情のかけ方を乳児期にする。これが十分であればあるほど、子どもは自分自身の安全感と周囲の人に対する信頼感を豊かにもつということであります。

もう三十年あまり前に欧米のいくつかの乳児院である実験が行われました。深夜に授乳するのがいいのか、そうでないのかということです。今日での決定的な結論は、授乳するほうがよいということです。赤ん坊が望んだ場合には、授乳したほうがいいのです。当時は議論が専門家の間でもあったようであります。乳児といえども、現実を知るべきであって、過剰な保護をすべきではない。非現実的な期待を抱く習慣は身につけるべきではなく、深夜には授乳はされないことを早くから理解することが望ましい。そういう現実認識を早期から身につけることが、本当の意味で自立につながる云々ということを信じた学者もありました。けれども、そうではないという人ももちろんいたわけです。その結果、子どもたちを無作為に二分して、望んだ乳児に深夜に授乳をする群と、望んでも与えない群とに分けて、その後ずっとフォローアップしていったリサーチがあります。それによりますと、深夜に泣いても授乳はしないと乳児院で決定して、一貫した対応をしますと、早い子は三日くらい泣くだけで、翌日の朝まで泣かないで待てるようになるそうですし、一般には一週間前後でほとんどの子が泣かなくなるようです。二週間を超えて、なおかつ要求をし続けるという子どもは、むしろ例外的にしかいないということがわかってまいりました。やったり、やらなかったりすれば別ですが、一貫して与えなければ、そういうことなのだそうです。

そこで、翌日の朝まで泣かないで待てるようになった赤ん坊は、忍耐強くなったのかどうか、あるいは現実認識ができたのかどうかということであります。その後子どものフォローアップをしてまいりますと、忍耐強くなったのではありません。まったく逆でして、ギブアップしやすい子どもになるというのです。直ぐ努力を放棄する子どもになるわけです。集団で見てまいりますと、そんなふうなパーソナリティの違いがわかってまいります。赤ん坊には、努力の方法というのは泣くこと以外にないわけでして、そういう根気を簡単に投げ出すというわけです。要するに、困難にぶつかったときに直ぐあきらめてしまうということがわかりました。そして、同時に周囲の人に対する漠然とした不信感と自分自身に対する無力感、自己不全感というふうな感性を身につけてしまうということであります。

要するに望んだことを、望んだとおり十分にしてもらえた子どものほうが、人を信じる力と自分を信じる力とを同時に豊かに身につける。要するに人を信じる力と自分を信じる力、すなわち自信のようなもの、あるいは意欲のようなものでありますが、これは表裏一体のものであるということがわかってまいりました。したがって、母親を信じる力が弱いということは、母親以外の人を信じる力ももちろん弱いですし、自分自身を信じる機能も身につきにくいということであります。そのような意味合いで、ベイシックトラストの育ちのためには、乳児期に乳児がどれくらい自分が望んだことを望んだように十分してもらえたかということが、とても大事なことであります。

次いで幼児期の前半のことを申します。エリクソンが自律性と呼びましたオートノミー、あるいはセルフコントロールという意味合いであります。自分で自分を律する。衝動をコントロールすることに象徴される、ある機能といいましょうか、成熟であります。この自律性が育つ時期というのは、子どもが最初のしつけに出合う時期でありまして、トイレットを中心にいろいろなしつけをされる時期であります。しつけというのはある意味では、禁止と強制であります。こうしてはいけませんという禁止でありますし、こうしなければなりませんという強制でありますが、禁止や強制の事項をいろいろな形で親は子どもに教えていくわけであります。手づかみでご飯を食べてはいけない。スプーンを使いなさい。トイレットはできることならば、パンツやオムツの中にするのではなくて、このオマルの中に、あるいはトイレに行ってするということを、こちらは期待して教えるわけであります。そのときに、とても大事なことは、こうしてはいけないんだと、こうしなければいけないんだということを根気よく伝えることがしつけの重要な部分でありまして、しつけはそこまでがすべてだと言えるくらいです。決して早くからできなければならないということを、強く望むのではなくて、いつからできるかは子どもまかせにしてあげるというところに子どもの自律性が育つ理由があるというわけです。

私は秩父学園という重度の精神薄弱児施設で仕事をしたことがありますが、不慣れな養育者はしばしば定時排泄をするときに、出るまで便器から離れてはいけないということをやるわけです。これは最も子どもの自律性の発達を損なうものです。自律性を育てる営みとしては、最もいけない方法であります。子どもからすれば、他がコントロールするのですから他律であります。ここでオシッコをするのです、スプーンを持ってご飯を食べるのですということを子どもに伝える必要がありますが、いつからあなたがそれをできるようになるかは、自分で決めればいいのですという態度が大事なのです。しつけを通して自律性を育てるというのは自分で自分の衝動をコントロールできるようにすることです。何をしなければならないかということは、根気よく伝え続けますけれども、いつからそれを子どもが意欲的に取り組むかということに関しては、子どもまかせにしてあげるのがいいということです。一言で申しますと、教えて待つということです。

この自律性というのは、実はそれ以前のいわば発達課題が克服されていると、スムーズに育っていくのです。エリクソンは決して発達課題とは言わないで、クライシスすなわち危機と言うのです。健全に成熟していくために、それぞれの時期に乗り越えなければならないある危機的な状況、危機的なテーマがあるという意味合いで危機と呼んでいます。クライシスと言っているのですが、日本語にして危機という意味合いは、どうも馴染みにくくて、むしろ発達や成熟へのその時期折々の課題だと言ったほうが私たちにはしっくり来るように思いますので、よく保育者との勉強会では課題と申し上げるのです。基本的な信頼感を他人に対しても、自分に対してもしっかり持っている子どものほうが、次の自律的な活動に取りかかりやすい。

前の危機的な状況を、あるいはいわば成熟への課題をしっかり消化している子どもが次の段階に行きやすい。逆にそうでなければ、次の段階に行けない、こう言ってもいいかもしれません。エリクソンは、多人種・多民族国家のアメリカで、いろいろな文化、風習、伝統、宗教などを持っているそれぞれの家庭のなかで育っている子どもたちの成熟のプロセスを詳細に観察して、健全に育つためのエッセンシャルな不可欠なテーマを共通して抜き出してくると、乳児期には信頼の問題があり、幼児期早期には自律の問題があると言っているわけです。どんな文化的な背景、どんな宗教上の背景、どんな民族的な伝統文化を守りながら育児をしていても、子どもが健全に育っている場合には、基本的に共通したエッセンシャルなテーマがクリアされているものであるということを言っているわけです。

自発性、実験や創造のもと

次いで幼児期の後半とでも言いましょうか、児童期と仮に書いてありますが、この時期には自発性というものを育てられることが望ましい。あるいは重要な成熟へのテーマになるというわけであります。すべてこの時期の子どもは、自分から何かに働きかけることによって、そのものの性質を知ろうとする時期でありまして、よく動きます。絶えず動いていると言ってもいいですね。疲れを知らない時期、あるいは失敗を恐れない時期。あるいは失敗を直ぐ忘れる時期だとか、疲れが直ぐ癒される時期だというふうに言われます。好奇心が旺盛、すべてのものに対して自ら感覚運動的に働きかけをすることによって、ものを考える時期だといってもいいのかもしれません。たとえば斜面の性質については登ったり、下りたり、滑って転がったりして知る。高さの感覚は、登ったり、飛び下りたりしてみて知る。精神活動を含めてすべての営みが直接行動によって行われる。すべての思考力、物を考える力も、行動によって獲得していく時期であります。親から見ると、あるいは周りの保育者から見ると、ろくでもない悪戯ばかりしているように見えるわけです。斜面を登ったり、下りたり、あるいは滑って転がったり、洋服を汚したり、頭にこぶを作ったり、体のあちこちに擦り傷を作ったりということを何度も何度も繰り返すわけです。こういう子どもたちの行動に関して、それらをどれくらい根気よく認めてあげられるかということが、この自発性、spontaneity というものを育てるための基本要件だとエリクソンは言っています。そのこととよく似たことについてピアジェは、こんなことを言っています。科学の第一線にいて、未知の分野を開拓している研究者が、同じ条件下で同じ実験を何度も繰り返しても同じ結論を得たときに、そのことが真理だというふうに確認していく作業と同じことを子どもはしているということであります。すなわち、子どもは昨日は登れたけれども、雨上がりの斜面になると滑って転がってしまい登れなくなってしまう、洋服を汚してしまう。晴れて、乾いているときなら僕は登れるんだということを何回も成功したり失敗したりしているうちに理解していくわけですね。登れるときと、登れないときというのは、斜面にどういう性質があるのか、あるいはどのくらいの勾配だと、どうなのかと、どれくらいの川や溝なら飛び越せて、どのくらいのときに落っこちてしまうのかというようなこと等々でありますが、大人から見れば一見わかりきっていて、ろくでもないことであります。ところが、それを何度も何度も繰り返して、環境や対象物の性質、同時に自分の体力、知力、能力というようなものを確認していくわけです。それは科学者が新たな真理を究めていく行為と質的にはまったく同じだということをピアジェは言っているのです。「知能の誕生」などの書物の中でも言っております。そういうことが十分子どもに経験、体験させてあげられれば、子どもの中に自発性というのを育ててやることができる。そのことは創造的に生きるための原動力になるものです。そのためには、前の段階の自律性、自分で自分の衝動をどれくらいコントロールすることができるか、この発育課題ともいうべき危機を乗り越えていることが重要なことであるということです。今日の幼児教育や幼児保育の場、あるいは幼児を育てる家庭や地域社会の環境が、こういうことを子どもにどれくらい十分にやらせてあげられるか。あるいはそれ以前に乳児期に親とか、親代わりの育児者がどれくらい子どもに豊かな信頼感とか自律性とかいうものを育ててやれるような育児ができているかどうかということです。今日では、乳児保育をする保育園がたくさんありますので、そういうところの保育者との勉強会では、こういうことを繰り返し申し上げるわけです。

勤勉、その真の意味

次いで学童期でありますが、エリクソンの言葉でいいますと、われわれの文化圏に住む子どもの場合に、公教育、Public education が始まって最初の数年間に相当する時期ということです。なぜエリクソンがこんな言い方をしたかと言いますと、世界中のいろいろな種族、民族の子どもたちを調べているわけでありまして、ジプシーの子どもであるとか、遊牧民の子どもであるとかは、学校へは行かない人もいるわけですから、必ずしも小学校時代ではないわけですね。われわれの文化圏に住む子どもについていえば、ちょうど公教育が始まって最初の数年間に相当する時期、これは小学生時代に相当する時期なのですが、この時期に勤勉性というものを身につけるわけであります。勤勉さの最もベイシックな感性や習性は、小学校時代の数年間に獲得するということだそうです。

勤勉ということは、どういうことなのか。エリクソンは、社会的に期待される活動を自発的に、習慣的に営むことだと考えています。自発的であり、習慣的でなければならない。ある日突然やって、翌日できないというのは、勤勉とは言わない。一夜漬けの勉強みたいなものでありますが、平素からコンスタントに習慣的に社会的に期待される活動に取り組めるかどうかということが、勤勉さの定義のようなものであります。

それでは、そういう感性を、あるいは習慣を子どもたちはどのように発達課題のようにして身につけていくかということであります。社会的に期待される活動という言い方をするもの、これも地球上の至るところ、文化や風習などによって期待される行為や営みが違うわけですね。それでエリクソンは、そういう表現をしておりますが、いずれにしろその子どもの所属している社会や文化圏で、社会的に期待される活動を自発性をもって、習慣的にどれくらい営めるかということです。そこでそういうことが十分身につくためには、こういう要件があると言っています。仲間と道具や知識や体験の世界を共有し合わなければならない。友人と道具とか、知識とか、体験の世界を……です。この道具の内容は、それぞれの社会文化によって異なるのですね。知識の内容もそうです。道具や知識とともに体験の世界を、仲間と共有し合うことを十分しなければならない。仲間が大切なのです。

ところがある雑誌、Psychology Today というポピュラーな雑誌で、記者のインタビューに答えて、ちょうどそこに該当することに関して、仲間と道具や知識や体験の世界を共有し合うということは、砕いて言えば友達から何かを学ぶこと、友達に何かを教えることだというのです。こういう経験をどれくらい豊かにするかどうかということが、子どもの勤勉さを育む上で決定的に重要な要件であるとエリクソンは言っているのです。

今日、私どものところにやってくる様々な子どもたちをよく見てみますと、不登校に限りませんが、精神保健の悪くなってしまった子どもたちは、大人からしか物を学んでいないところが顕著です。エリクソンは大人から物を学ぶことに価値がないとは一切言っていません。それは、もちろん価値のあることであります。けれども、この時期の発達や成熟課題を十分に消化していくために不可欠の要件というのは、友達からものを学ぶことであり、友達に自分の物を分かち与えることなのです。こういう経験を十分しなければならなくて、教え合うことは内容よりも量が大切だということも言っています。どれくらい多くのことを友達から学んだか、どれくらい多くのことを友達に与えられたかということです。この経験を十分にしないと、私は、人間は優越感と劣等感を体験しながら生きていくということになるように思います。能力の高い友人とか、クラスメートに出会ったときに、その友人を尊敬できるか、その友人に共感できるかということです。現代っ子は、そういう気持ちにならない子が多いと思います。そして嫉妬とか、羨望とか、敵意とか、その裏返しとしての劣等感を強く意識してしまう。あるいは逆に自分のほうが何か優れているときに、健全な誇りとか、自信とかいうことではなくて、優越感を感じてしまう。

劣等感と優越感というのは表裏一体の感情でありまして、劣等感のない人に優越感というのはないわけです。優越感のない人には、劣等感もちろんないわけです。人間は、だれもがいろいろな意味で程度の差はあれそういう感情は持っているのですが、それが過度に強調されて子どもの中に育ってしまうということは、ちょうどこの勤勉さを習得しなければならない小学校時代に、友達からどれくらい豊かなものを学び得たか、同時に友達にどのくらい多くのことを分かち与えたかということに関連することなのです。要するに共感的な相互依存的な生き方を、どれくらいできたかということに尽きるわけです。こういう経験が学童期に、とても大事であるということをエリクソンは強調していると思います。

思春期とアイデンティティ

次いで思春期でありますが、この時期の成熟のテーマは、皆さん御存じのアイデンティティの確立であります。アイデンティティという概念や言葉の創造でエリクソンは有名だと言ってもいいくらいです。自分という人間の個性や特質を問う時期です。identify、identification という言葉から出てきたエリクソンの造語であります。自己同一性とか、自我同一視とか、いろいろな言葉で表現されますけれども、自分というのは一体何だろうということを自覚する、あるいは洞察すると言いましょうか、自分の本質を知り、他の人との違いを知るということでもあります。

このアイデンティティの確立には、今度は価値観を共有しあえるような友人が必要です。それはなぜかと申しますと、思春期に、アイデンティティを確立するということは、自分を客観的に見つめることでもあります。幼児期は、主観の世界にいます。大きくなったら何になりたいということを問いかけますと、もう子どもは自由に答えます。オリンピックの選手になりたい。会社の社長さんになりたい。新幹線の運転手になりたい。自由に言えるわけです。言えると同時に、幼児はもう将来はそのようになれると思っています。それは主観の世界にいる非常に幸せな時期でありますが、アイデンティティを確立するということは、客観的に自分を洞察する力が身についてきて、初めて可能になるわけであります。

ですから、思春期の若者は、幼児期と決定的に違いまして、鏡をよく見るようになるわけですね。自分が客観的にどんな様子をしているんだろうかということが強い関心事になります。けれども、最大の関心は内面でありまして、自分の内的な世界がどんなになっているんだろう、あるいはどんな人格を持っているんだろうということを客観的に見つめようとするわけです。その客観的に自己を洞察するための鏡の役割が、友人たちであります。自分が親しくしている友人の自分に対する感想とか評価をたくさん寄せ集めて自己というものを作っていくわけです。ですから、外形については鏡でよいのですが、内面については友人が必要なんであります。自分に対して、安心できるようないい評価をしてくれる友人というのをもつ必要があるわけです。ですから、思春期の若者というのは、それまでの小学校時代の仲間とは違いまして、価値観を共有できる友人が必要になるのですね。趣味や思想信条、主義主張、価値観などが共有できる、あるいは深く共感できる友人を強く求めるようになります。

したがって、子どもたちはだれとでも遊ぶということは、思春期になるにつれて、しなくなります。ところが小学校時代、とりわけそれも低学年の頃であればあるほど、子どもはだれとでも遊べる子ども、どの子ともコミュニケーションできる少年が健全でありますが、思春期になれば価値観を共有できる、深く付き合える選ばれた友人をしっかりもつということがアイデンティティを形成するためにとても大事なことになるのです。けれども、思春期のそういう発育課題というのは、それまで広くいろいろなタイプの友達とコミュニケーションをしておく体験によって、友人を選ぶことができるし、自分が選ばれて仲間に入ることもできるというわけです。

その広く友達から学ぶとか、自分を友達に分かち合えるとかいう経験は、勤勉さの獲得と表裏一体のものでありまして、勤勉さというものには自発性があって、習慣性がある。その自発性ということは、実は幼児期の後半、児童期に獲得しておくべきことであり、児童期の自発性というのは、幼児期の前半の自律性というものがクリアされていることで習得が可能です。さらにまた自律性の中身でセルフコントロールということも、自分に対する確信のようなもの、基本的な自他に対する信頼感が前提として必要だということで、次々に前の成熟課題を乗り越えて、次の発育主題が達成されてくるという手順があります。したがって、それらを乗り越えられないということについての問題、これを危機、クライシスという概念と表現でエリクソンは提言しているわけで、そういう発育や成熟のプロセスが順調に進展するか、しないかということが青少年の精神保健問題の基本にあります。結局、不登校の子どもたちによっては、こういうプロセスがうまくできていないと思われる事例がよくあります。大人からはよく学んでいる。だから、知識や技術はたくさん持っている。だけど、仲間との心理的な距離がとれない。共感的なコミュニケーションができない。あるいはクラスの中に自分が存在すべき精神的な場が見つからない。そういうことが続きますと、一種の対人恐怖のようになってきます。その結果、強迫神経症みたいになってきます。その後のライフサイクルについても、実はエリクソンは成人期とか、壮年期とか、老年期についていろいろ言っております。

親密さと生産性、そして世代性を生きる

成人期というのは、詳しくお話しすると、なかなか面白いテーマがあるのですが、一言だけにしておきます。若い成年期と言ってもいいと思いますが、よい精神保健の状態で成熟のプロセスをたどるためには、親密性というテーマがとても大事である。自分を賭けることができるほど、自分を賭けてしまって悔いがないと思えるほどの対象を見つけることが必要である。あるいは親密性と生産性とも言っています。価値をこの世に作りつつあるのだという実感です。この二つが重要な若い成年期の成熟課題です。自分を賭けることができるほどの親しい人たちに恵まれるということで、その一つのテーマが、結婚ということです。結婚も、ある意味では賭けのようなものです。自分をかけても悔いがないというほど信頼ができ共感ができる友人とか、知人とか、人生のパートナーに恵まれること、それが生産性の原動力になるのです。ですから親密性と生産性

というものが、この時期の生き方の大事なテーマなのです。余分な解説は省かせていただきますがこの場合の生産とは、物質的なもののみでなく、精神的生産も含まれます。思索とか芸術とか育児なども重要な生産活動です。

次いで壮年期であります。この時期は、世代性をテーマにして生きることが大事だと言います。世代性というのは、前の時代から先人が築き上げてきたものを受け継いで、そして自分の時代に新たなものをプラスアルファして、次の世代に引き渡していけるという認識でして、次の世代に残していけるものを、自覚できるという生き方です。先人文化や歴史や伝統などの業績を引き継いで、自分の時代に修正、改良、加筆などの発展的なものをプラスして、そして次の若い世代に譲り渡していけるという実感を持った生き方ができること、それが世代性を生きているということなのです。三世代家族とか、昔の村時代とか、そういう時代にはこういう生き方は壮年期の人にとってとてもできやすかったわけですが、現代は世代間の断絶がひどくなって、世代性をテーマにした生き方が困難になり、壮年期の人たちの精神保健は悪くなりました。

最後が老年期で、人生の円熟期です。成熟や円熟のためのテーマは、自我の統合と言われます。悠久と続く歴史の中で、あるいは際限もなく無限大のように思える宇宙の中の一点のような地球の上で、それこそ瞬間的に終わる自分の人生に、自然との関連で秩序を感じる。エリクソンはそういう言い方をしているのですね。悠久と続く宇宙の歴史、あるいは地球の歴史の中で、あるいは無限に広がる宇宙の中では一点のような地球の上で、瞬間のような百年以内の人生に、豊かな秩序を思い出して、納得するということで、すなわち自分の生涯を生き甲斐のあるものだったと自覚して、その終結することを受け入れることです。これを自我の統合と言っております。人生の最終段階で、自分の存在を、肯定的にとらえること、一言で言えばそういうことです。ちょうど今エリクソンご自身が、この時期だろうと思います。昨年、私どもの療育センター*のスタッフがエリクソンに手紙を書きましたら、もうお返事ができるような状態ではないと秘書の方から手紙をいただきました。もうほとんど寝たきりになっておられるそうですが、エリクソン自身、今ちょうど人生の統合のプロセスにおられるわけです。

こういうふうな成熟や発育のテーマが、順調に進展や克服をしてこない場合に、さまざまな精神保健上の問題が出て来るように思います。不登校の子どもたちを見ていますと、社会的な存在としてクラスの中で人間関係を通して自分の位置づけがうまくいかなくて苦悩していることがわかります。劣等感が強い。あるいはあることに強い優越感をもとうとする子どももよく見かけます。だけど、人との共感的なコミュニケーションができない。本当の意味の自信がない。同世代の仲間に共感的な気持ちが抱けない。こういうふうなことで苦しむわけですが、これまでお話してきたような意味での発育と成熟のプロセスが、順調にこなかった結果と言えるかと思います。

＊当時在職していた小児療育相談センター

ソーシャル・レファレンシング

その他に、今日ここにちょっと皆さんに御参考にと思ってお手元のメモに書いておきましたSocial referencingということについてお話しておこうと思います。ロバート・エムディというアメリカのデンバーにありますコロラド大学の精神科の教授がいます。四十代の若い教授で、乳幼児精神医学を専門としている今日その領域では、高名な人です。そのエムディがソーシャル・レファレンシングの感性ということを言い始めました。たとえば私たちが社会的なルールを守るのは、なぜだろう。あるいは守らない人がいるのは、なぜだろうということを考えてみます。一言で言いますと、守る人には、ソーシャル・レファレンシングの感性が豊かに育っており、守れない人には、ソーシャル・レファレンシングの感性が欠落しているのだということです。このソーシャル・レファレンシングというのは、読んで字のごとくであります。社会的にいろいろなことを参考にしながら、引用しながら、生きていくという感性であります。

生後六カ月くらいから一歳半、あるいは高々二歳くらいまでの間が最もよく育つとエムディは言っています。ハイハイとか、よちよち歩きの時期でありますが。子どもが親から離れて、好奇心や探索心旺盛によちよち歩いていく。あるいは、ハイハイしていく。そして見たことのない物に出くわすと、「おやっ!」と思いますね。自分が体験したこともないものや状況に出くわしたときに、不安を持って振り返る。そのときに自分をフォローしてくれる温かい視線に、いつも恵まれるかどうかということが、ソーシャル・レファレンシングの育ちを豊かにするかどうかということであります。それは怖いから、手を触れてはいけません。それは大丈夫ですよ、手で持って遊んでごらんというふうにです。

ハイハイして行ったら、その縁側にカブトムシが這っていた。あるいはネコが通りかかった。あるいはよちよち歩いていったら、目の前に水たまりがあった。あるいは角をちょっと曲がったら、大きな人だかりがあった。どんなときでも子どもが未知のものに出くわしたときには、不安を感じて、「どうしよう」と思って振り返る。そうしたときに自分のことを見守っていてくれる温かい視線にいつも恵まれながら育てられてきたかどうかということだというわけです。好奇心に伴う不安をこのようにして解消されながら、温かい心のまなざしを背中に感じ続けて育てられることが、ソーシャル・レファレンシングの感性を育てるために基本的に重要なことなんだとエムディは指摘しています。

もう一つの側面としては、今度はもう少し大きくなって、二歳近く子どもたちがなってまいりますと、それまでできなかったことが初めてできたという経験をすることがあるわけです。たとえばボタンが初めてかけられた。今までお母さんにやってもらっていたのが、初めて自分でボタンをかけられたというようなことが起こり始めるわけです。そのような時にも、子どもは必ず振り返りますというわけです。今度は先の場合とちがって、不安で振り返るのではなくて、誇りの気持ちを持って、「どんなもんだ。僕、できちゃった」というわけで、「見ててくれたでしょうね」という気持ちで振り返ったりあたりを見まわしたりするのですが、その振り返ったときに、自分をフォローしていてくれる人がいたかいなかったかというわけです。繰り返し繰り返しそういう経験をするのですが、情緒的に共感し合う経験を繰り返してきたかそうでなかったか、情緒的にプラスの経験をするか、マイナスの経験をし続けるか、そういうことによって実はソーシャル・レファレンシングの感性というものが育つか、育たないか、決定的に大きな相違を示すということをエムディは言っています。いろいろな施設で、乳児院や養護施設や家庭や、その他のところで育った多くの子どもたちの追跡を長くやってきて、そういう感性、人間としての重要な感性の存在証明をしたわけです。子どもが不安をもったとき、あるいは誇りを持って人の合意や賞賛を求めようとしたとき、その不安や誇りの感情を共有し合ってあげられるような温かい気持ちやまなざしにいつも恵まれて育つか、あるいはだれも自分を見守ってくれる人がいなかったという経験を繰り返して育ったかということによって、社会的なルールをきちんと守ることができるようになるかどうかということが大きく左右されるというのです。社会の一員としての自覚の育ちは、基本的にはそのようなところにあるというのです。

要するにソーシャル・レファレンシングの感性というのは、こういうことだというのです。社会のルールを守る人と、守らない人がいる。いろいろな程度に……、守る人というのは、自分たちは守り合っているんだという誇りを分かち合う。そういうプライドを他の人々とシェアーすることができる感性が育てられているということです。守らない人というのは、そういう誇りの感情をみんなと分かち合えないということです。そういう共感的な感情がないということでもあるのです。そのシェアーをするというのは、乳幼児期に自分を見守ってくれた人と共通の感情が育っているかどうかということです。子どもの不安を自分の不安のように……、あるいは子どもの喜びや誇りをわがことのように喜び誇りにしてくれた人に、いつも恵まれながら育てられたかどうかということによって決まるのだというわけです。大きくなってから、その意味を説いて理屈で教えても、そんな感性は身につくものではないとエムディは強調しているわけです。

遊びと人格

ここにヴィゴツキー(4)の遊びが育てる社会性というようなことを書いておきました。ヴィゴツキーは古い人で、過去の人であります。けれども、子どもの発達について大変に優れた論文をたくさん書いています。彼の「遊びと主体性」ということに関する論文を読んだのでありますが、とっても素晴らしいと思いました。こんな一場面があるんですね。幼い子どもが遊んでいる。電車ごっこをしている。するとそのなかのAという子が、「僕が運転手をやる」と言ったのです。そうしましたところ、みんなはそれを承認した。次いでBという子が、「僕が車掌をやりたい」と言った。ところが、今度はみんながそのまま承認しなくて、Cという子が「僕だって車掌をやりたい」と言い始めた。さらにBとCが車掌をやると言うのを見ていた、Dという子まで「僕も車掌をやりたい」と言った。そこでだれが適任かということで、みんなで議論したのですが、結局くじ引きになった。くじを引いてB君が車掌のくじを当てた。A君が運転手をやるというときには、誰も対抗馬が出なかったのに、B君のときは出た。だけどB君は、くじを引き当てて車掌になった。次いでC君が、「それなら僕は駅長になる」と言った。そうしましたら、最初に運転手をやると言ったA君が、「みんなに聞いておくけれども、運転手と駅長とどっちが偉いと思う?」と、こう聞いたというんです。そこで子どもたちは口々にそれぞれの意見を言い合ったというわけです。中には、運転手をやると言ったリーダー格のA君に、あたかも媚を売るようにして、それは運転手のほうが偉いに決まっていると叫んだ子どももいたというのですけれども、それぞれ子どもたちは自分の分相応、その集まった仲間の中での自分の立場や位置をちゃんと考えながら、主張すべきことは主張するし、同調すべきことは同調するということをやっているというわけですね。

ところがD君というのは、何にもなれなかった。そうしたら、「家に帰る」と言って、帰ってしまった。しかし暫くすると、そのＤ君がまたやって来るわけです。

そこで、いろいろな問題があるわけですが、かいつまんで申しますと、今度やって来たときには紙袋を下げてきて、お母さんが作ってくれたクッキーを袋の中にいっぱい持ってきたというわけです。「僕は、お母さんが作ったクッキーをいっぱい持っているから、レストランをやる。」と、こう言ったわけです。そしてさらに運転手や車掌や駅長は、仕事があるから食べに来られないんだと言ったというのです。それで大騒動になったというわけです。けれども暫くした時、その仲間の一人が、運動手だって、車掌だって、「非番のときを作ればレストランに行けるんだ」と、こう言ったのです。それで「そうだ、そうだ」ということになった。ところが電車ごっこが、いざ始まろうとしても、みんな一向に電車に乗らない。客も乗らないし、運転手も走らそうとしない。よく見ていると、ヴィゴツキーの若い共同研究者が遊びを観察しているわけでありますが、うっかり電車に乗っているうちに、みんながレストランに殺到したら大変だという思いがあって、だれも電車に乗らない。そのうちにたまりかねて、ある子がクッキーを配給にしてくれないかと、申し出たというのです。それで配給制度にするわけです。数をやっと数えて、誰に何個行き渡るかということをやって、ついに配給制度にする。紙袋の端をちぎって、みんなにチケットを配っている。それで、みんなが安心して電車に乗れるようになるわけです。

ところが、そうしたときに子どもたちはそれぞれ子どものまま乗客になる子はだれもいない。

最初にある子どもが、「僕は宇宙飛行士だ」というようなことを言った。それはどういうことを意味しているかというと、普段は宇宙飛行士なのだけれど、きょうは宇宙飛行士の仕事が非番なので、電車のお客さんになると言うわけですね。子どもたちは、さらにみんなが「僕は消防士だ」とか、「校長先生だ」とか、いろいろなことを主張しあって、そしてやっと電車ごっこが始まったという、おおむねこんなストーリーなのです。本当に観察したことを上手に書いているわけです。

ヴィゴツキーと彼の後継者たちは、こういう遊びをたくさん観察して集めて、いろいろな年齢の子ども、たった二人きりで砂場で遊んでいる情景から、大勢でスポーツに発展していく子どもの遊びまで、さまざまな情景をたくさん詳細に観察して検討して以下のような結論的な解説をしているのです。子どもの遊びというのは、好きなことをやりたい放題好き勝手にやっているのでは、決してないのだと。たった二人で砂場で遊んでいる子だって、二人の間にちゃんとルールを作り合っている。すなわち遊びには、必ずルールが発生するものだといいます。そしてルールを守り得る子どもだけが、遊びに参加する資格を得るというのです。次いで役割を必ずみんなが担い合う。しかも、その役割は仲間の承認を得なければならない。僕が運転手になってもいいだろうというわけです。どういうタイプの乗客になるということまで、みんな仲間の承認を得なければならない。そして、承認を得たら、互いに責任を果たし合うということになります。

規則、役割が厳しくなればなるほど、遊びは緊張の強いものになるのは当然です。しかし、その緊張の大きさに比例して感動も大きくなるということを、ヴィゴツキーらは指摘しているのです。ですから、子どもたちは自分たちの能力や機能に合わせて、ぎりぎりいっぱいの制約をお互いに付け合って、そしてそれを達成するために最大の努力をしている。そういうことがとても不可能な幼い子がいたら、特定例外を設けて、この子たちはオミソだというふうなことを言って仲間に入れて遊ぶ。いわば福祉的な発想の起源かも知れません。要するにこういう遊びを豊かに経験しておくことが、倫理観や道徳観を育て、規則を遵守し、役割や責任を果たすという社会的ルールを尊重する社会人になるために必要な基礎的要件だとヴィゴツキーたちは言っているのです。この種の遊びを十分経験することなしには、健全な社会人にはなれないということです。現実に不登校と言われる子どもたちは、こういう意味での遊びの体験が特に不足していると思います。さらにその上で social referencing の感性が育つような乳幼児期の育児を、正確にされていないように思えるケースが少なくありません。エリクソンの言葉で言えば、信頼感から自律性、自発性、勤勉さ、アイデンティティの確立というような人格形成のためのテーマを終了していくプロセスを順調に歩んでいないということが言えますし、social referencing、あるいはヴィゴツキーたちが言うような意味合いでの遊びが、うまく消化されていないとも思います。

私たち、皆さんはおそらく今申し上げてきたようなことは、子どもの頃何ということなく自然にそれぞれの村々町々で十分にやってきたのじゃないかと思います。十分自然に……。こういうことは、かつては家庭や学校で親や教師が苦労してやったことでは、必ずしもありませんでした。社会が自然にこういうことを可能にするような風潮や環境をもっていたと思います。

それから、本当は母性とか父性とか、今日の若い父親、母親のことについて、もっとお話をすべきことが、いろいろございまして表3、表4の資料も用意はして参りましたが今日いただいた時間がこれで過ぎてしまいました。不登校と言われる子どもたちを考えるときに、だれが悪い、これがおかしいというようなことを一面的に言っても正しくないだろうと思います。学校の偏差値教育を批判しても、それだけでは視野の狭窄に過ぎないと思います。母親の個人的な問題にすりかえることも誤りでしょう。おそらく私が申し上げたいくつかの単純な理屈以上に、もっとたくさんの社会的、家庭的な要因に広く気配りをして整理して対応しなければならない問題が、たくさんあろうかと思います。これは、一人不登校の子どもの問題だけに目を奪われては、不登校児の問題も前進しないだろうと思います。しかし子どもたちの心身症にしろ、心困性反応性の病気にしろ、あるいはその他様々な精神保健上の問題を揺るがす原因になっているたくさんの問題や関連の現象などが、あれこれ申し上げてきた一連の話のテーマの中に、たくさん存在しているのではないかと思っています。

表3　親や教師（大人）がモデルとして生きるには…

1）感謝・尊敬・共感・感動は人間関係のなかで育つ．人間関係のなかでしか育たない．
2）豊かな人間関係のある生き方をするには…
　近隣・親類・祖父母・友人の意味
3）友人や仲間の個性や能力に感動（尊敬）できる子どもに．
　cf. 嫉妬や敵意
　　真の競争の意味

表4　まとめ

1）勉強・スポーツ・稽古事などは指導者がいる．
2）思いやりの心はだれが教えるのか．誰がモデルになれるのか．
　cf. 他罰的，希薄な人間関係，共感より競争，長所より
　短所に敏感な人間関係の時代
3）多くの人と相互依存関係のなかで生きる，それが人間としての自立．人に頼ることを教える．人から頼られるように育てる．
　cf. 競争
4）人間としての平等と個性や個人差（能力差）の意味を実体験として知る（感得する）．
　自分にない能力をもった友人と共感し合って生きる・学ぶ経験の意味．
　cf. 優越感と劣等感

質疑応答

〔A〕先生、どうもありがとうございました。せっかくでございますから、何か御質問があれば……。

〔B〕ちょうど一年くらい前の雑誌が「楽しくなきゃ学校じゃない」という特集をしました。今の先生のお話の中で、いろいろ思い当たることがありますが、自律、自発という問題があります。もう一方、これも欧米から出た本で三年くらい前に学校の教師が、なぜぼけるかと。痴呆の中で、日本もそうらしいのですが、学校の教師の数が非常に多いということは、関連あるのか、ないのか、コメントをいただけますか。

〔佐々木〕学校の先生がぼけが多いというのは、知りませんでした。

楽しくなければ学校でないということは、ある意味では真実だと思います。それは、授業じゃないのですよ。休み時間とか放課後が楽しければ、学校は必ず楽しいところであります。授業がよくわかり、勉強がよくできるということが、学校を楽しくするものでは決してない。これはもう確かです。ところが、授業が面白くない。勉強が必ずしも好きでないということでも、学校は休み時間が楽しかったり、放課後のクラブ活動が楽しければ、間違いなく楽しいところでありますし、不登校にはならないと思います。この逆は、しばしば不登校があるわけです。ですから、クラスで一、二を争う、あるいは学年でトップを争うような秀才の不登校とか、家庭内暴力というのは、ざらにあります。しかし、クラブ活動に熱中するとか、休み時間を仲間と共感し合って過ごせるという子どもたちの不登校というのはめったにないわけです。

授業を楽しくというのは、これはなかなかむずかしいことではないかと思います。私も楽しい授業の思い出なんて、ほとんど子どものときからありません。ところが、休み時間と放課後は、大変楽しかった。ですから、学校の始まるよりも三十分も一時間も前に学校に行って遊んでおりました。そういう意味合いで、学校は楽しくなければいけないというのは、本当だろうと思います。

もう一つ、痴呆が教師が高齢になると多いのかどうか、これは知りませんでしたが、学校の先生の子どもに精神保健の悪い子どもが決して少なくない。あるいは敢えて多いと申し上げてもいいかと思います。保育園に伺って、保母さんが保育にてこずっている子どもたちのベストテンをあげてくださいと言いますと、その中には必ず先生の子どもが何人もいます。これは一つには、子どもにとって先生という指示、命令調の人は学校だけでたくさんでして、家庭はお母さんとお父さんがほしいのですね。そういうことがあると思います。医師であることもお気をつけいただきたいと思いますが、子どもから見ると、医師とか、先生とか、警察とかという人との体験は、あまり楽しくないことが多いのですね。したがいまして、私は子どもを育てるときに、子どもが小さいときは、たとえば白衣を着ている写真というのは、家庭に置かない。聴診器を家には置いておかないというようなことを心がけました。帰ってきてまで、医師とか先生とかを子どものためには決してしません。私は子どもが病気したときに病院の先生のところへ子どもを連れて行くことはしました。子どもが大きくなってからは、これはもう別でありますけれども、そんなこともちょっと心がけたことがあります。

いずれにしろ、先生と親というのは全然違うのでして、子どもにとって家庭は安らぎであり、憩いの場であって、弱点や欠点を安心して出せるところ、依存できるところ、反抗できるところです。

子どもは依存と反抗を繰り返しながら、螺旋階段を昇るように自律し自立していくのです。ところが、先生というのは、依存と反抗が最もできにくい対象ですから、そういう意味では子どもにとっては先生顔というのは、家庭では非常に具合悪いと、思っておりました。

それと痴呆の問題になりますと、これはもう全然別のことでありまして、私にはお答えできません。質問の趣旨に全然合わないことをお答えしているというのは、よくわかっているのですが、失礼します。

〔C〕ゲームボーイとかテレビゲームとかに子どもが夢中になるという状況がよくあるのですね。どのようにテレビゲームと付き合ったらいいのか教えて下さい。

〔佐々木〕テレビゲームは、私は自分の子どもには、夜するのがいいと言ってきました。友達と別れて家に帰ってから、やりたければやればいいと言ってきました。日中は外で仲間と遊ぶことが必要で、幼児期と小学生の頃にはテレビゲームというのは、あまり好ましくないだろうと思います。ところが、現代っ子は友達と相互依存の関係で遊べない。相互依存の関係で遊ばないと、友達と遊ぶことがむしろ窮屈になって、家へ退却してきて遊ぶということをやるわけですね。そういうことが起きたときに、そういう問題を多少とも解消する方法とすれば、まずゲームをやるのに自分の家へ友達に遊びに来てもらう。それから、だんだんゲームでない遊びで友達と遊ぶ。遊び合う仲間の家族とは親同士も親しくしていく。やがて家族同志で遠足とか、旅行とか、遊園地にいく。そんなときには、必ず二、三家族お誘いになって、気心の知れた親同士が何家族かで小さい子どもを連れて遊園地に行くとか、動物園に行くという経験をなさると、子どもが仲間と昼間遊べるように割合早くなります。そういう経験をなさらないと、どうもゲームに埋没してしまうということがありそうです。

もう何年も前になりますが、某有名私立校で編集している雑誌の座談会にお招きを受け、会が終わった後に生徒指導の先生と雑談したときに、中学の先生が生徒に「君達が最も楽しいと思う時間は何をしている時だ?」と問われたら、「一人でコンピューターと向かい合っているときだ」という生徒が半数を超えたということで、ある種の危機感を感じていらっしゃいました。今の入学試験の方法が、まずいからそういう生徒がたくさん来るのではないでしょうかと私は申し上げたのです。

けれども難しい点は、問題をやさしくしたからといって、生き生きとした仲間とよく遊んでいる、いい経験をした子どもが来るわけではなくて、コンピューターゲームに取りつかれている点では同じで、その上勉強ができない子どもが来るだけになってしまうので、試験をゆるめることもできないというわけです。この辺が、難しいところだとおっしゃっていました。弱点は弱点として、みんな共通にもっていて、その中で勉強ができる子のほうを採ると、結果としてはこんなふうになってしまうわけです。

ですから、地域社会の人々みんなの生活のパターンが変わらなければ、どうにもならないわけで、学校とか地域社会で、なかなか子どもをとりまく問題を変えられない。

現代っ子は自然にしておきますと、どうしても一人で何かをすることが楽しいということになりがちです。相手がほしいとか仲間と何かをしたいという感性を、周りの子どもたちがあまりもっていないからですね。そういう場合に私はどれくらいいろいろな御家庭とコミュニケーションしあいながら育児をするかということが大事だと思います。コンピューターゲームで、一人で何かをすることに安らぎを感じ過ぎるように子どもたちが見えた場合には、仲間と共感することのほうが、もっと面白いという経験をする意味で、海水浴であるとか、ハイキングであるといった楽しい体験を何家族かで共同してやる。いとこ、すなわち親同士が兄弟で、子どもは互いにいとこであるとか、あるいは親しい近所の人といった人と、何家族か誘い合って、レジャーなどにお出でになるとよろしいと思います。相手のご家族との折り合いがつかないときには、子どもだけ借りていくというのもいいと思うのです。私はそういうことはよくやりました。子どもの親しい友人も連れて、釣り堀にいくとか、ナイターを見に行くとか、遊園地に連れていくとか……。そうすると子どもたちの活動が、親だけと行ったときとは全然違います。非常に生き生きとします。親から離れて仲間と相談し合って活動しようとします。こういう自発性のようなことが育ってまいりますから、そんなことも一つの方法であろうと思うのです。

文献

（1）我妻洋編『非行少年の事例研究―臨床診断の理論と実際』，誠信書房、一九七三年。
（2）Erikson E. H.: Childhood and Society (2ed. Revised and Enlarged) WW Norton & Co. 1963. 仁科弥生訳『幼児期と社会Ⅰ、Ⅱ』、みすず書房、一九七七、一九七九年。
（3）Bowlby J: Maternal Care and Mental Health. WHO, 1951. 黒田実郎訳『乳幼児の精神衛生』，岩崎学術出版社、一九六七年。
（4）ヴィゴツキー、レオンチェフ、エリコニン他著、神谷栄司訳『ごっこ遊びの世界』法政大学出版、一九八九年。

(5) Clyman R. B., Emde R. N, Kempe J E et al., Social referencing and social looking among twelve-month old infants. In Affective Development in Infancy (Brazelton T. B., Yogman MWA eds). Norwood, N. H. Ablex, 1986.

(6) Emde R. N., Johnson WF, Easterbrooks M. A. : The do's' and don'ts of early moral development. Psychoanalytic tradition and current research. In The Emergence of Morality (Kagan J, Lamb S. eds), University of Chicago Press, Chicago, 1988.

(「東京女子医科大学雑誌」第六十三巻臨時増刊号　一九九三年)

第九章　治療関係における信頼の基礎

――「知る」ことと「伝える」こと

＊大正大学カウンセリング研究会で、心理相談員、心理学専攻学生を前にしての講演。

はじめに

大きな問題で大変なお話を引き受けてしまったなあと思っています。インフォームド・コンセントについてはよくありますけれども、きょうのテーマ「知ることと伝えること」は、さらに深みがあるように思われます。私の仕事の大半が、いわゆる心身障害者の方とその家族と会うことですし、その中で圧倒的に多いのは知的障害の人ですね。さらにその半分ぐらいは自閉症の方々です。そういった人にお会いすることが多いわけです。

ところできょうは基本的なことをレジュメも何も作らないでお話してみようと思いました。学生には私は割合ノートをちゃんと作って話をします。学生にはそれでいいと思っているんです、大体話したことをよく覚えていますのでね。ところがもうポストグラジュエートになられた人には、そういう機械的なものではいけないと思っています。私は医者になる人たちが卒業する前、最終講義で、「きょうまでは君たちは学生だ。ですから教官の言ったことはすべて真実と思って、覚えてくれたと思う。明日からは君たちは職業人としてプロとして患者の人たちに会えるんだ。そしたらどんな偉い人の言ったことでも、本当に本当かということを考えて、自分で本当にそうだと確認したことだけ自分の道しるべにして行きなさい」と、これが学生との違いだということを申します。そういう意味合いで、私のこれからお話することも聞いていただきたいと思いますね。ですからほとんど空で、ノートを置いて私も自由にお話をさせていただこうと思っています。

伝えること

それでもちょっと話のきっかけにと思いまして、私があるところに障害者の家族支援という意味合いで、ある小さな論文の依頼を受けたときに書いたもののごく一部を抜き刷りしてまいりました（文末資料）。自分の子どもの重い障害を親が受け容れるプロセスとして、私はアルフォンス・デーケンさんの書いたものの改訂をやったのですが、東大のリハビリテーション学の上田敏先生は、中途障害の人が自分の障害を受け容れていくプロセスと解釈して、それとまったく同じだというわけです。このアルフォンス・デーケンさんは、自分が最も大切だと思っている人の死をどのように受け容れていくか、そういうショックから立ち直るプロセスとしてこう書いているんです。どれも同じだなと思いました。自分のいろんな機能を失いたくない、自分の子どもの能力を失いたくないと感じるとき、あるいは自分の最も大切にしている友人とか家族とか恋人とかを失いたくない、けれどもそれを失ってしまったときの、その回復のプロセスですね、こういうものはその段階がどれもみんな同じだと思いました。

たとえばまず精神的打撃に、愛するわが子の障害という衝撃を当てはめる。デーケンさんは自分の最も大切な人を失ったという衝撃が、一種の防衛として一時的に現実感覚を麻痺させたり、感情麻痺・感覚麻痺の状態、茫然自失状態を起こすというわけです。続いて否認という、子どもの障害という事実の受容をかたくなに拒否するんですね。自分の子どもに障害があるはずはないという思いが強いんですね。自分の子どもの障害を否定する。否定できそうな事実にばかり注目して、障害の中核部分を直視しない。仮にだれかがそう診断してもそれは誤診であろうと思うのですね。ほかの診断をしてくれる人がいるはずだと言って、ドクターショッピングをするという、こういう事実があります。そして時間とともにそういう障害から目をそらして、結局それができなくなったときに、パニック状態になる。本当に障害があるのか、いや、ないと思いたい。もう収拾がつかない状態、こういうパニック状態になってしまう。

パニックというような混乱が徐々に収拾に向かってくると、子どもの問題がだんだん正確に否応なく見えてくる。すると両親にはやり場のない怒り、自分たちの家族だけがどうして不当に苦しまなければならないのか、そういうやり場のない怒り、不当感というものに苦しんで苦しんで、次いで敵意と恨みみたいな、障害をもたない家族などに対する不鮮明な嫉妬とか羨望とか恨みとかの感情がでてくる。こういう時期を経過していって、問題がだんだん見えてくる。気持ちが冷静さを取り戻す状態になる。そうすると、今まではだれかを恨むとか、どこかに攻撃を向けていくというエクストラ・パニッシュメント（外罰）の状態でありましたが、だんだんこうイントラ・セルフ・パニッシュメント（内罰）と言われるものに、変わってくる。障害がある子どもを産んだ親として、何か過失があったという、自分に原因となるようなことがあったのかというようなことを、因果関係なんか何もない、はっきりしないまま、親たちが自責の念に苦しむというう……多くの人がそうなりますね。あのときこう言ったのがいけなかったのかな、ああ言ったのがいけなかったのか。お酒を飲んだとか、タバコを吸ったとかいうような些細なことをあれこれ思い出しては、あれが悪かったかもしれないと、過去の自分の行為を無理やり恨んで、悔やんだりする。深い孤独感とか抑うつ感とかに苦しむわけです。

こんなふうなプロセスを辿りながら、後になって新しい希望としてユーモア、それから新しいアイデンティティをもって、再出発という、新しい価値観を実体的に組み立てるというプロセスがまたあるんですね。おおむねこういう順序を辿るようですが、行ったり来たりする人もいます。

相手が受け容れたくない事実を受け容れざるを得ない、こちらが診断とか診断評価という形で相手に告知することをせざるを得ないときに、クライエントの方とわれわれとが、こういうふうなものを媒介にして、いろいろ苦しみ悩んでいくわけです。臨床家の方も悩むんですね。

こういう大変なプロセスを経て、自分の障害であるとか、あるいは大切な人の障害であるとか、問題があるとかを受け容れていく。そしてこういう問題をもたなかった時よりも新たな、より意味のあるものを見出していかれるのだろうと思います。

私は東京女子医大病院の小児科で十八年間仕事をいたしました。大学病院の小児科のような所には必ず、もう助からないという子どもが絶えず何人かいるんです。そういう時その事実を医師は家族に伝えるわけです。「お宅のお子さんが重い知的障害です」ということを言うよりもっと深刻な事実でありますからね。「がんがここまで進んでしまっている。もう命は最大これだけと自分としては判断する」ということを伝えます。主治医が、「お宅のお子さんは末期がんでもう余命はこれぐらいだろう」と。そのときに家族の人はそれをどう受け止められるか、私もそういう人にずいぶん付き添って、同席して、後のフォローなんていうこともありました。

そういうがんの告知と、それから今私が皆さんとディスカッションしようとしている重い知的障害があるとかいうことをわれわれが診断して、それを家族が受け取っていかれるということは、ずいぶん違うなと思います。どういう違いがあるのかということを、自分ががんと言われたと仮定して考えてみるわけですが、結局こういう問題を媒介にしなくても、私たちが日々生きていくということはどういうことかというと、何か信じられるものを道しるべにして生きていくということなんですね。自分が信じられるものを道しるべにして生きているんですよね。だから信じられるものを摑もうとして学問をする、いい先生を呼ぶ、ある思想をもとうというふうに、ある価値観をある理念を、ある完璧なものをと、人間というのはみんな自分が信じられるものを拠り所に、道しるべに、座標にして日々生きているのだと思うのです。信じられたものをいろいろ修正したりということは折にあるでしょう。

それで一言で言いますと、「あなたはがんだ、このレントゲンを見るとそう思います」と言われたときに、私は、私のことをがんだと言った人、あるいは自分の子どもについて小児科の医師ががんの末期だというような場合に、必ずしもそのがんを宣告した人を信じているのではないのです。その人の言っている内容を信じている。そういうことが多いです。それは現代の医学の診断学に対する信頼みたいなことが問題になってくる。というのは、だからほかの医師が伝えても、極端な場合には「何々先生から伝言がありまして、お宅のお子さんはがんなんです」、そんな伝え方は絶対にしませんけれども、それでもそうかというふうに信じる。現在の診断技術を信じるということなんです。

ところが、あなたのお子さんは自閉症らしい、あなたのお子さんは重い知的障害だと言った場合に、ずっと私なりにこういう仕事を三十年余りやってきまして思うことは、そのことを診断告知する、宣告しても、その臨床家に対する信頼感が湧いてこないとなかなか信じない、あるいは信じようとしない、拒否をするというようなところがあるように私は思います。その人に対する信頼感をもっていますと、じゃあこの人を道しるべにして、この子どもを抱えて家族は生きていこうとする。それがないと自分の子どもを重い知的障害だと言われたら、もう半永久的にこの子は知的障害のまま、ずっと生涯を送るんだということだけを考えてしまいます。この子どもを抱えて、このわれわれ家族がどう生きていくかというときに、この人を多少ともあるいは大いに道しるべにしていこうと、そういう気持ちになったときに相手の人は受け容れるような気がします。

こういうような問題の受容というものは、そういう境地に相手がならないと、本当の受け容れはできないと私は思うんです。結局私たちはこういう生き方をしようとするときには、必ず信じるものがあるわけです。その信じるものを道しるべにして生きていくという、道しるべにするに足る診断者や臨床家からこうだああだと言われたときに、ああそうか、そうですかという気になれるんじゃないかなという気がするんです。そういうプロセスがあると思うんです。

そういったときに相手から同じような対応が得られたら、みんな同じようなプロセスで、私なら私を信じてくれているかというと、やはりそうは確実にいかないですね。それが十人十色。おそらくエリクソンの言うベイシックトラスト、基本的信頼と表現される、つまり人格の中枢に当たるようなものが、どれだけあるかないかということも大いに影響するんだろうと思いますね。ベイシックトラストとエリクソンがいったような一種の発達・成熟へのクライシス的なテーマをちゃんとクリアしている方のほうが人を信じる、あるいは自分を信じるということです。人を信じられる人というのは自分を信じる力があるということでしょう。あんまり人は信じないけど自信があるんだという人はいないだろうと思うんですね。自信があるということは人を信じる力があるということだと思います。エリクソン自身が生前そういうことを言ったようです。

それでそういうふうな人格の中枢の部分が育っている人というのは、割合信じてくれやすい。同じように対応しても。ところがそういう信じるものをもてないでいる人は、同時に自分も信じられない。苦しんでいる人というのはそういう難しいことがあるわけです。

聴くこと

たとえば皆さんもよくおありになるでしょうが、横浜なんかで仕事をしていると、非行少女、まあ少年でもいいわけですが、仕事で会うわけです。最初ちょっとした手がかりがあって一度会うと、かなり彼女たちは定期的にやってくるんです。「次、また会いましょう」と言うんですね。

そのときにまず私が考えることは、とにかく相手の話を何でもいいからよく聴くことです。聴くんです。とにかく聴くだけ。「今日はあなたのために四十五分」、あるいは「今日はあなたのために一時間ある、その時間あなたが自由にお話をして」というふうに、ある時は「今日はまあ残念だけど三十分しか時間がとれないんだ」というふうなことを最初に言って、会うわけです。

相当の期間私は何回も何回も、もう相手の話だけを聴いているということが多いですね。こちらからは、こちらの考えとか意見なりを、ほとんど言わない。相手がたくさん話してくれるような話題、要するに相手がよく知っていて私が素人であることを聞くんですね。彼らはたとえば現代の若者のファッションとか、あるいは好きな音楽の話をする。するとまあこちらは、「へえ、そんなものですか、そういうことなのか」というような相づちを打つぐらいのことしかできないわけですね。こっちにとっては未知なことばかりです。家に帰ってもあまり話ができない。

そしてわれわれが共有できる時間いっぱい、僕を相手に話していい。「今日はこれだけのところで時間だ、じゃあまた次に何月何日何時頃に来てください」と。そばに診療所、医療機関がついていることもあって、もちろんついていないときもあります。ついていない方がいい場合もあったりしますが。ついている場合、「われわれに勝手に何のためにあの子を呼んで、話ばかり聴いて何にも先生言わない、時間の無駄じゃないか」という人もいました。今もいますけどね。そうじゃないんだよと。

というのは、何度も何度も会っていろんな話を何回も聞いてて、多少相づちを打ったり、多少こちらも感想を言ったりして、ある時期まで行きますと、ほとんどすべての人が続けて来ていてくれれば、必ずそういう時期が来ると僕は思っているんです。ある時期まで来たときに、自分についてどう思うかということを、必ず彼らはこちらに意見を求めてくるんですね。「先生私がしてることよく知ってんの?」「知ってるよ」「どう思う?」こういうときが必ずあるんですね。そういう時期が来るまで待っているようなところがあるんですね。「私が何をしてるか知ってるでしょう。親から聞いたでしょう」とか、「あの人から聞いたでしょう」とかね、「そう、知ってる」「どう思う」っていうふうに、こういう感想を必ず聞く時期があるんですね。

そういったときには私は、思ったことを率直に言ってあげるんです。私はこういうふうに思う。そのときに遠慮したり、相手を傷つけちゃいけないみたいないい加減なことを言うと、これがまたいけない。こういうところから私も学んだことなんですけれども、そのときはこっちが思っていることを、本当にありのままにしっかり言ってあげる。そうでないと彼女ら彼らは承知しないような気がします。来なくなってしまうんですね。こちらが思ったことをちゃんと言うという、そういうときに私がいつも感じるんですが、この人になら言われたっていいんだと。大げさに言うと、ちょっとこちらをこれからの生きていく道しるべにしてみようかというふうな気持ちになったとき、要するに〝信じられるな、この人〟と思っている人、〝この人になら叱られたっていい、怒られたっていい〟と思うぐらいに、相手がそう思ってから言うということです。大抵はちょっと見たらもうすぐ意見したくなるでしょう。親とか学校の先生なんかもそうだと思うんですね。気がついたらすぐ叱りたくなるというようなね。

受け容れる心

先ほどから触れましたように、自分が信じている人を道しるべみたいにしようとしているわけで、信じられる人がいなくて困っているときに、相手から見て信じられもしない人からこんなことを言われたくない。同じことでも言われたくない。この人になら何でも言われてもいいみたいな、あるいはこの人の言うことを少し聞きながら生きていってみようとか、この人は信じられそうだというふうな人を待っている。彼女ら彼らを見てますと、そういう人を見つけようとしてさまよっているところがあるでしょうね。だけど本当にこの十年あるいは十年以上ですが、こういうふうに一方的に話をゆっくり聴いて相づちを打って、ときには感想を交えながらというようなことをするのに、前に比べて時間がうんとかかるようになりました。本当に時間がかかるようになりましたね。だからそういう意味では人に対する不信感というか、基本的な不信感が現代の若者には深く大きくなってきたのかなあという感じがします。

それと同じようなことが実は障害をもった家族にも言える。若いお母さん、お父さんに出会っていることもありますけど、最近出会った人と前に出会った人を比べるとそのことを感じる。なかなか相手の言うことを信じて受け容れる、あるいは相手の言うことは信じられるけれども、この人をまだ信じたくないみたいな、ということになるとやっぱり受け容れられないわけです。よく言われますよね、困難な状態の診断を伝えたら、その後どうすればいいかということまでしっかりフォローしなければいけない。そのフォローが足りなければ、その診断は受け容れられないと。それは当然だと。ところがその後フォローをしてくれるこの人を相手が信じなければ、結果として診断をなかなか受け容れないことになるんですね。

その診断を受け容れるというか、人を信じるということに、私はこの頃の現代を見ていると、若者を見たり、重い障害をもった子どもの家族の人を見ていてつくづく思うのは、人間は孤独であればあるほど、深刻な事態は受け容れていけない、あるいは自分一人で受け容れるなんていうことはできない。このことも年々感じるようになってきました。実は私は中野北保健所という所で、三十年ぐらい前から始めました乳児健診を今日までずっと切れ目なく手伝い続けているんです。毎月何回か、一回とか三回とか。中野北保健所から始まって、神奈川保健所とか、今は青葉保健所でやっています。その三十年ほどの間に、われわれの言うことを一回や二回で済むような、ああそうですかというふうには事態を受け入れない、受容しない家族の人がだんだん増えてきましたね。それは一言で言えば、不信感ですね。人に対する不信感、自分に対する自信のなさと言えるかと思うんですが。それは現代人が孤独にどんどんなっているのと関連があるようです。

孤独になるとか孤立するということは、もう人をなかなか信じることができなくなって人間が孤立感を感じるのか、人間関係が煩わしくなって、孤立するのか拒否するのか、どっちが先でも〝何が〟という因果関係は非常に難しいですけれどもね。豊かさのようなものとも当然関係あるんでしょうし。年々感じるようになっています。

今日も実は高機能自閉症の人にお会いしてきました。お父さんはある商社のかたで、海外に行ったり来たり長くしていて。ですからその子が生まれて、まだ一歳ぐらいのときに外国へ行って、小学校三年生くらいまで帰ってこない。ときどき帰ってきてはまた外国へ行く。だから日本の学校と外国の学校を出たり入ったりしているんですけどね。それでついに今度はもう本格的に横浜に相当長く住むことになった。もう小学校の高学年になって、これは普通じゃないと、教育相談に見えて、そこから私たちの所へ回ってきた。こういう方です。お会いしてみると、もう間違いなく高機能自閉症のいろんな難しい問題がありました。だけどそれは日本と外国を往復しているからだと両親は思った。だけどしだいに心配になってくる。というのは同僚でそういう人がいくらもいるのに、自分の子どもは違うということをやっぱり感じるわけですね。

外国と日本を行き来しているだけで、行き来している子は他にだっていると。きちんとした子もいる。だけどそうなってない。冷静に考えればそうだけれども、その辺まできょうは少し話が進んできた。なかなか難しい。日本の学校へちょこっと帰ってきて一年ぐらいいて、また向こうへ行ったんだそうですね。そのときに日本の学校の中でほとんど適応できなくて、そのときに相談に行くように、診療所に行くように、どこに行くようにと言われても拒否してたんですね。いらっしゃらないわけです。教師にときどき話して、そして教室にうまく適応できないのは、日本と外国の行き来をしていると、こういうふうに思うことで合意に達していた。まあだんだんいろんなことをゆっくり説明しながら何回かかけて、問題の本質を伝えていこうと思っております。相手が私をどのくらい本当に信頼していくかということと並行して伝えていかなくちゃいけないと思っております。ですからその間にいろんなテストをするんですね。行動を観察する、いろんなことをする。実は診断だけ伝えるんだったら、私は今日の最初の一時間足らずの検診でそれを伝えられるんですが、相手のこちらに対する信頼に合わせていろんな問題を伝えていくことになると、そういうふうにしようと思っています。

相手がそう思わざるを得なかったと、そういうふうにして理解して。ある意味では逃避して、現実から目をそらしながら、気休めというのはだれにでもある感情です。それは仕方がないことですから、そのことは何も責められるべきことじゃない。異常なことでもないし、誰にでもある自然な感情だし、しかも高機能の自閉症の人ですから、低機能の、ローファンクションの人だったら、これはもっと早くわかるわけ。高機能ですから、問題を否定しようとすればいくらでも否定し得るような症状や状態があるわけですね。記憶がいいとか、それはあるわけです。だからそのことはちっとも不自然なことじゃないし、むしろ自然なことです。だけど私たちはこういう人たちにもう何百人、あるいは千人を超えるほど会ってきていても、親たちはこうだということがわかっていても、意見をしてしまうことがあるんです。「どうしてこんなに大きくなるまで放っといたんですか」とつい言う。みんなこうなんだ、当たり前なんだと思っても、批判したくなってしまうことがあるんですよね。それがやっぱり批判なしに、これが自然な親の姿だと。そして相手の求めに応じて、つまり相手のこちらに対する信頼の程度に応じて、説明をする。そういうふうな説明の程度になっていかないと、相手は聞かないですもんね。

真実を伝えるプロセス

インフォームド・コンセントというアイデアは医療の中では、患者の方が勝ち取ったというふうになりますよね。十分な説明を要求して、そしてその中から自分はどういう医療を受けたいと、ケアを受けたいと選択する権利があるということです。それは医者が、医療従事者が最もいいと言って薦めるものであろうがなかろうが。

ところが昔はそういう説明はしなかったんです。簡単に悪意があってということではないんです。説明してもどうせわからないだろうというふうな医者の側に傲慢さがありました。どうせ説明したってわからないことを説明することはないと。自分たちが不適切なことをするはずがないというふうに、原則として医療従事者は思ったわけです。不適格で不適切なことをするはずがない。最善だと思うことをするに決まっているじゃないかと。そしてなぜそうするのかということを説明したって、医学部を出て、うんと勉強して何年も修行を積んだ者にしてはじめてわかる、こういうことを、素人にわかるように説明なんかできるものではない。それから相手がそれを聞いたからといって治療効果が上がるわけでもない。そんな感覚が医療従事者にあったと思うんです。説明してもどうせわからない。それから説明したらいい医療ができるわけでもない。そのために治療効果が上がるわけでもない、というふうな意味での傲慢さがあったと思う。今の現代の感覚はそうじゃないですね。説明してもわからないなんてとんでもないです。わかるように説明できる人がプロなんだということでしょう。わかるように説明できなければいけないということだろうと思います。

昔は医療従事者がいろいろ説明したでしょうけど、それは相手に知ってほしいことを説明したに過ぎない。守ってほしいことを説明した。相手が知りたがっていることを説明するということよりも、こちらが知ってほしいと思っていることを説明していたんですね、かつては。今ではそうではなくて、相手が知りたがっていることを説明する。あるいは相手が知りたがっているように説明する。あるいは今相手が聞きたがっていることを説明する。だから知りたがっているかどうかということを、じっと待って伝えていくということがあるんでしょうね。そのプロセスにちゃんと寄り添えるかどうかということが、非常に大切なことではないかと思います。

ところがついわれわれは、勉強したり専門家になったりしますと、インフォームド・コンセントなんかのときにいわゆるパターナリズムという言葉を使うのですが、マターナルとかパターナルというんですね。父親的、パターナル。パターナリズムというとよく日本語では家父長主義と訳します。医療従事者はパターナリズム、家父長主義だと。家の主である、お父さん（ときには祖父のこともありますが）は家族のことを悪く思うはずはない。そういう信念のもとに独善的なことをやるんですが、多くはそれは悪いことはやらないでしょう。あるいはいいことをやるんでしょうけれどもね。そういう感覚だったんでしょうね。医療あるいはすべての治療的な行為で、そういうことが行われていた。

恩情的な干渉主義というような日本語で言われることもあった。あるいは善意の独断、独善とかいう。医療もインフォームド・コンセントということが成立する以前の医療はそうでした。結局その「知ることと伝えること」というのを簡単に言い切りますと、もう本当に一言で言えばとっても簡単なことです。相手が知りたがっていることを伝えるということでしょうね。

そして本当のところはみんな真実を知りたがっている、最終的には。本当はみんな真実を知りたがっているんですよね。だけど怖いということがあるわけでしょ。がんの告知にしろ、あるいは自分の子どもがもう回復不可能な重い障害であるというふうなことは、本当は知りたいんですね。だけどそうであっては困るという気持ち、拒否をすることがあっても、最終的には知りたいんです。実は気休めを言ってもらいたいと思っているわけではないんです。

固有名詞をあげてどうかとは思うのですが、でもこれはもう有名なことですし、神奈川県の人はよく知っているからいいと思うんですが、国際障害者年の十年が終わって、次の十年に今度入りましたけれども、最初の国際障害者年の初年度に、神奈川県の障害福祉課が、もう当時すでに二十歳を超えている障害者をもつ家族にアンケート調査をしたんですね。これからの障害者の十年、これから障害児を育てようとしている家族の人の参考にしようとする意味合いで、それから大きくなられたお宅のお子さんというか、成人した障害者、その人たちにどういう施策を望まれるかということで、いくつかの項目を作ってアンケート調査をした。そのときに非常に象徴的だったのは、われわれの領域ではA先生とB先生がパイオニアですね。非常に多くの人がA先生とB先生、両方診療を受けていらっしゃる。そういった方がたくさんいらっしゃいました。そのときにアンケートの調査の中に自由記述で、もう子どもも大きくなってらっしゃるんですよ、二十歳を超えているような。そのときにどういうことが大体書かれているかというと、A先生は、

「お宅のお子さんは重い障害だ」ということをほぼ初対面か二回目ぐらいのときに、冷たく言い放たれたというような意味合いの答えが書いてあった。Ｂ先生は、「あまり心配しなくてもいいかもしれない、あるいはしなくてもいいですよ」というふうな診断とか告知の仕方をされた。もう二十年以上も前のことを親が記憶を辿りながら書いていることではありますけれども、おおむねそういう雰囲気が伝わってくるんですね、読みますとね。「Ａ先生は本当に冷たかった、怖い先生だ」というんですね。「Ｂ先生は温かかった。ほっとした、救われた。ところが何年かたって振り返ってみると、Ａ先生がおっしゃったことが正しいというふうに思う」と、これはもうほとんどの人がアンケートの用紙に書いている。正しいからいいとか正しくないから駄目だとかいうようなコメントでは必ずしもないんですね。

おそらく最初の一回二回目のときはＢ先生の対応がある意味ではよくて、だんだん問題が直視できるようになって、現実がはっきりしてくると、Ａ先生のほうがよかったと。本当のことをどっちが最初から言ってこられたかというようなことになるんですね。どうも二十年〜二十何年振り返った後に、親の手記とかアンケートに対する回答を見ると、Ａ先生のような態度・対応の方が正しかったと思うみたいなことがアンケートに書いてあるんです。それはずっと後になってから。だけど単純にそうはいかないところがあると私は思っている。単純にはそうはいかない。

二十年〜二十何年たった親が懐古的にＡ先生がおっしゃったことが正しかったと。だから最初からこう言ってくださいというようなことが、後になってそれはあるかもしれませんけど、それはだんだん問題を受け容れられるようになってきてからの話というものもあるんだと。僕はそのアンケート調査を読まされまして、県の障害福祉課の人からいろいろコメントを求められて、大きくなってみればA先生のおっしゃることが正しい。ところが子どもがまだ二歳三歳四歳、小さかったときに初めてその権威ある専門家を訪問したときに、どういう対応のされ方が本当は良かったかどうか。これは簡単には判断できないと思いました。

だんだん自分の子どもの問題が正しくわかるようになってきて、そういうプロセスの中で本当は真実を知りたいというのはどの親も必ずあるわけですから、だんだん真実を正しく伝えていく部分、プロセスというのが。そのプロセスというのは何かというと、相手が知りたがっていることを正しく伝えていくことだということ、これはある意味ではもう当たり前のことですけどね。それをどれくらい知りたがっているかというと、もうこれくらい知ってもいい、あれくらい知ってもいいという心の準備ですね。それから自分が本当に相手を信じることができれば、早く知ってもいいと思う。この人が自分に寄り添ってくれ、あるいは道しるべになってくれる。これでいいんだと思えれば、早く思えれば早く知ってもいいというふうに。

ここの加減というのがなかなか文章にしにくいし、ノートにしにくいところです。知ることと伝えること、微妙なところと言えば微妙なところです。だけどそれほど微妙なんていうものじゃないので、名人芸でなくちゃということも決して思わないんです。相手に対する愛情かなあというふうに、まあ軽々しく相手に対して愛情とか言うべきことじゃないと思うのですけど、でもやっぱりそうだと思うんです。相手に対する思いやり。自分の印象を何とか優先させようというようなことではなくて、相手に対する思いやりみたいなことでしょうね。

私は割合自分の家族を大切にする方なんです。私はカナダで臨床訓練を受けたときに大変お世話になった方にカール・ブライン先生という方がいます。本当にいい先生に恵まれたと思いますけれども、そのカール・ブライン教授というのは奥さんがエデュケーショナル・サイコロジスト、教育心理学者というお仕事をしている方です。私がその仕事に行って、多分不自然な英語を話したりなんかしたからでしょうね、初めての患者さんと私が会う日、ブライン教授の奥さんのキャロラインさんが同席してくださった。心配だったんでしょうね。同席してて患者さんやなんかに一生懸命コーヒーを入れてくれたりした。とっても思いやりのある御夫婦で、当時ベトナム戦争の真っ只中に若者たちが徴兵拒否をしてＦＢＩに追われて、アメリカからカナダへ逃れてくる若者がいっぱいそこにいる。ブライン教授はベトナム戦争に反対で、いわゆるカナダへ来ることのきっかけの一つは、その政策に対する反対の意思表示で。徴兵拒否をしている若者たちをいつも自分の家に何人も泊めて。そしてそこが見つかって、見つかるとまた離れていく。するとまた新しいのが入ってくる。本当に御夫婦に学ばせてもらいました。

私は家族を大切にしない人の臨床を割と信じないんです。なぜかというと自分の家族を大切にできないような人が相手の家族を大切にするということは、原則としてですよ、原則として僕はないと思います。

おわりに

いつでしたか、アメリカのニューヨークで「フライパンで焼かれた少女の物語」(『ローラ、叫んでごらん』R・ダンブロジオ　講談社)という本がありましたね。これはひどい虐待を受けた少女を修道女が救う話ですね。いいお話ですけど、あの著者が本の扉に「目の前にいるたったひとりの人を愛し続けることのほうが、世界中の人をひとまとめにして愛するよりはるかに困難なことだ」というすごい言葉を書いています。それはイタリアのことわざ。

臨床というのは目の前にいるたったひとりの人でしょう。もちろん家族に対するとか夫婦だったりとか、そういうものの愛情と患者さんに対する愛情とは同一のものではありませんよ。たとえばブライン先生も。違いがありましょうけれども、でも私は本質は同じだと思うんですね。結局は相手に対する、ある意味では愛情が伝わるかということが、相手がこちらを信じてくれるかということですよね。そのためにその愛情、やはり愛情というんでしょうかね、そういうものが伝わりにくくなったというか、時間がかかるようになったということ、これは確かだと思います。問題を正確に伝えたいと思うと何回も時間がかかります。何回もね。それからまあいろんな最近の非行少年や少女たちが、相手が本当に安心してこちらに自分に対する感想を求めてくれるようになるまで、長い日々がかかる、あるいは何回も面接の回数が必要になってくる。現代人の孤独感、孤立感、不信感、自己不信、相手に対する不信感というのは、まさにこれはベイシックトラストの部分で自分に自信がない。

「知ることと伝えること」というテーマで話して下さいというふうに言われまして、自分として語れることはどんなことかなあと思いながら、おじゃましたんですけどね。これはでも一人ずつ皆さん違うんじゃないでしょうか。全然違うんじゃないかなと考えていたのですが、どうでしょうか。まあ基本的なところは、人間というのは、生きる力あるいは生き方そのものというのは、みんな信じられるものに摑まって生きているんです。その信じられるものがあれば、それが見つかれば人は生きていけるんですよね。それで摑まらなくても、あなたからもらったこれで自分は生きていけるんだなと、もう定期的に通ってくる必要もないし、ということになるわけです。信じられるものをどのようにその人に引き渡させるかということ、そのために何をどのようにまずこちらが知った上で相手に伝えていくかということですよね。

精神科でなく小児科にいるときに、こんな深刻ながんの告知が、まあすんなりじゃないかもしれませんけど相手に簡単に伝えられて、相手はそれを受け容れる。ところが、お宅のお子さんは知的障害です、あるいは自閉症ですと伝えることの難しさですよね。だから人を信じる、告知する人を信じるという問題で、おそらく皆さんがカウンセリングをするときにせよ、あるいはそういうタイプの治療をするとか、セラピーをするとか、ケアをするというときに、これは皆さんを相手がどれくらい知っているかということですね。そこのプロセスをどう摑むかなんですね。

どんな話にも相手の言うことを自分なしに聞けるという、このことも大切なことですね。おそらくそう言いたい、そういう態度をとりたいということになるためには、そうなってしまう一種の必然みたいなのがあると思うんですね。ですからそうならざるを得なかった、そうしか言えない、そうしか思いたくない、そうしか考えたくないというプロセスが、その人の半生みたいなところにあるわけですからね。そのことを丸ごと受け容れる、主観なしに、というところから始まっている。

教育心理学の、先年亡くなりましたが、C先生。カウンセリングもずいぶん手がけられたと思います。御自身でおっしゃっていました。いつか私、あるシンポジウムで御一緒したことがあるんです。C先生は御自身のお嬢さんが大変重症な知的障害があるんです。自分もそういう娘をもっているんですよと言うと、途端に相手が話を聞いてくれる。好意を示してくる。だけどC先生はそれを言いたくないんです。それを言った途端に自分は職業者としての敗北感を感じるように思えて仕様がないと。だからそう言わないで、相手に一通り真理を伝えたいと思うのだけれども、なかなか聞いてくれない人がいて、そのときはつい、「私にも重い障害の子がいるんですよ」と言ってしまう。これを言うと後で自己嫌悪がするぐらい、プロとしての職業者としての敗北感を感じるということを、おっしゃっていました。私は「そんなことないんじゃないですか」と申し上げた記憶がある。自分の全生涯、全存在をかけて、相手に自分が伝えたいということをお伝えになればいいんじゃないかと、私は思ったんです。「そうですかねえ」なんて、向こうはおっしゃってたと思うんですね。それでまあいろいろな話をして、ところがそれから本当に一年ぐらいたったんじゃないでしょうか、あるところの旅先から絵はがきをもらいまして、「あのときの佐々木さんの言ったことはやっぱり僕はそうは思いません」（笑）なんて手紙を書いてくださった。「佐々木さんは御自分が障害児をもってないから、そう思うかもしれませんけど、私はやっぱりこういう子どもをもっているということで相手に立ち向かっているのではないんだ。ピアカウンセリングではないんだ。そうは思わない」と。ずっと考えてらっしゃったんですね。忘れないでいらっしゃったんだなと思って、私はびっくりしました。そういうことに対して皆さんはどう思われますか。

こういうようなことを皆さん、これからカウンセラーとして、セラピストとして、いろんな場面でいろんな人に立ち会っていかれるわけです。個人が個人としていろんな磨き方というか、勉強の仕方とか考え方とかってあるでしょうけどね。「知ることと伝えること」という、これは難しいテーマでいろいろなことを考えたのですが、私はノートが作れなかったです。皆さんに本当はちゃんとしたのをお配りして……と思ったりもしたのですが、いやそんなことをしない方がいいと思って。まあでもちょっとしたメモだけでやっていきたいと思ってお話しました。

（「大正大学カウンセリング研究所紀要」二十一　一九九九年）

［資料］

障害受容から新しいアイデンティティへ

身近かな人の死を体験する時のように、人間が悲嘆のどん底から立ち直るまでには、通常一年は必要だという。その回復から再生のための心理過程（悲嘆のプロセス）を研究して、デーケン神父が提言している十余の段階を、要約と一部障害児・者に関するものとするために変容して紹介する。

（１）　精神的打撃と麻痺の状態：愛するわが子の障害という衝撃のために、一時的に現実感覚が麻痺する状態に陥る。一種の防衛的な心理機制と考えられる。

（2）否認：子どもの障害という事実の受容を拒否する。自分の子どもに障害があるはずはないという思いが強くなり、障害を否定することができそうな事実にばかり注目して、障害を直視しない。診断を誤診であると信じこもうとする。

（3）パニック：時間の経過とともに、障害から目をそむけ続けることができなくなって、否認や拒否ができなくなる時期が来る。障害があるのかないのか、収拾がつかない状態になり、一種のパニックに陥る。

（4）怒りと不当感：パニックというような混乱が徐々に収拾に向かってくると、子どもの問題が正確に見えてくる。それと同時にやり場のない怒りや、自分たちの家族にだけ不当に不平等な苦しみが負わされたという現実に対する受け容れがたい不当感が実感される。

（5）敵意とルサンチマン（恨み）：障害児をもたない家族などへの対象の不明確な嫉妬、羨望、敵意、恨みといった感情の処理に苦しむ。

（6）罪意識：以上のような感情や心理状態の経過のなかで、問題の直視が進み気持ちが冷静さを取り戻す段階に入ると、外罰とか他罰的といわれる状態から、内罰とか自己罰的な気分への移行が始まり、罪責的な感情に支配される。障害のある子どもの出生に、親として明らかな過失や原因など何もないのに、因果関係の不明なままの罪責感すなわち自責の念に苦しむ人も多い。飲酒、喫煙、過労、服薬などを回顧的に点検して、苦悩する。悲嘆の感情を代表する心理的反応で、過去の行為を悔やんで自分を責める。

（7）　孤独感と抑うつ感情：悲嘆の感情を克服するための、自然で健全な心理的過程であり、デーケン神父は周囲の援助が特に大切であることを強調している。

（8）　精神的混乱とアパシー（無欲、無関心）孤独や抑うつと近縁の感情で、日常生活における目標を見失った空虚な気持ちに支配されて、何をしたらよいのかわからなくなったり、何もしたくない状態になる。同じように周囲からの積極的な援助が必要である。

（9）　あきらめから受容へ：本格的な回復から再生の始まりである。「あきらめ」とは自分の置かれた状態を「明らかにする」ことで決して消極的な態度ではない。むしろ勇気をもって積極的に現実に直面するようになることである。

（10）　新しい希望、そしてユーモアと笑いの再発見：ユーモアと笑いは健康的な生活に欠かせぬ要素であって、その復活は悲嘆の過程を乗り切った証しでもある。

（11）　新しいアイデンティティの誕生：苦悩に満ちた困難な過程を経て、新しい価値観やより成熟した人格をもつ者として生まれかわる。

あとがき——子どもと家族の精神科臨床医としての半生

昭和四十年代の初めから、児童精神科臨床医を志して三十余年になる。その傍ら三十年余り夫であり、三十年近く父親でもありつづけてきた。職業柄、また自分の家庭の内外で育児にも関心が大きかったこともあって、大学病院の精神科や小児科をはじめ、家庭、学校、地域社会などで多くの人々と深い交わりをもちながら生きてきた。

そうした人々との交わりを続けながら、私たち日本人は、この間にずいぶん変貌してきたと思う。まず世界一の長寿を得た。そして世界第二位の少子国を作った。さらに世界有数の保有率でもってペットを飼う国民になったといわれる。

二年程前になるが、新幹線で隣り合わせた青年が下車する際に置いていってくれた雑誌「SPA」で石川結貴さんの小文に出会った。近年わが国の若い母親は、それまでのように「育児は辛い」といわないで「育児は嫌い」というようになってきたという。そして、育児が辛いといっていた時代の母親と違って、育児に努力をしたがらなくなり、悩みもしなくなってきているとも指摘している。

私は横浜、狛江、小田原、倉敷、福山などの各地で、保育所で働く人々と定期的に勉強会を続けてきた。長いところでは、もう二十五年以上にもなる。勉強仲間たちに教えられてきたことは無数にあるが、そのなかでも気がかりでしかたないことがある。子どもたちのままごと遊び（家族遊び）が変容してきたというのである。

まず女の子がほぼ一様に、母親役をすることをひどくいやがるようになった。同時に男の子は父親役の演じ方がわからなくなってきたともいう。そして子どもたちは、その多くがペット役を引き受けたがるのである。首輪を作り、散歩用の綱を見つけて、犬を演じる子どもが最も生き生きしているという。人間の役を引き受けても、犬を散歩に連れ出す「お姉さん」しかやりたがらない。無理やり母親役を引き受けさせられた子どもは、遊んでいる間中、他の家族に指示や命令をし続ける一方で、父親役の子どもは演じ方がわからないで、ぼんやり立ち尽くすのだという。

過日私は野村庄吾氏の著書「乳幼児の世界　こころの発達」（岩波新書）に接し教えられるところがあった。著者は生後間もなく父親をなくされて、「母子家庭といわれる環境」で育ったという。著者自身の「たった一つの経験」と控えめに記述されてはいるが、その後の長い発達心理学の研究成果に裏打ちされていることは疑いのないことだと思う。氏は母子家庭に失われがちなものがあるとすれば、それは「父なるもの」というよりも、「母なるもの」ではないかと問いかけておられた。

同感であった。私の三十余年の臨床生活で得た直観のような確信の一つが、まぎれもなくそれであった。私は子どもと家族の精神科医師として働きながら、子どもが育つ家庭環境に「母性性」と「父性性」は不可欠ともいえるほど、重要な機能だと考えつづけている。男女共同参画社会や性別役割が議論されているうちに「母性性」も「父性性」も家庭から消えた。子どもが求めているものを無視や軽視しがちな私たち大人の生きかたは、やがて現状以上に厳しく問いただされるときがくることは疑う余地がないと思う。親性とか両親性というように曖昧にしてしまうことは、一部の自覚がゆきとどいた大人たちを除いて、親の機能も家庭の機能も失わせることになるであろうし、もうすでにそうなっているとも思う。

この十余年の間に私は、東山弘子／渡邊寛氏の「母をなくした日本人」（春秋社）や林道義氏の「父性の復権」「母性の復権」（中公新書）「母性崩壊」（ＰＨＰ研究所）を読んだ。あらためて考えさせられるところが大きかった。しかし一方で私はその都度、母性の問題は父性との関連で機能するところが無視できないことを考えつづけてきた。

そのことは昭和四十年代中ごろに、東京大学精神科児童外来で、私が最初に出会った不登校（当時は学校恐怖症といわれた）の生徒三人の父親が、そろって船員であったということに始まる。偶然にしてはできすぎていると思った。以来私は不登校にかぎらないが、児童／青年の専門クリニックで出会う人々について、子どもの父親（母親の夫）の家庭における存在感を入念に考える習慣を大切にしている。

父親が家庭における存在感を失ったり希薄にしてしまったりすると、母親は日々の育児を含めた生活に「不安を」増していく。その不安は母親から、真の強さに裏打ちされた「やさしさ」をなくしていく。この事実はもう十年近く以前になるが、当時厚生省の科学研究費で研究委託を受けて横浜市を中心に神奈川県内で実施した、乳幼児を育児中の母親への調査で確信できた。

母親のやさしさ／母性性に十分に触れることがないまま、少年期や青年期を迎えた若者たちが、中学や高校時代に異性との性経験をもち、同棲生活を始める。そして相互に相手のことを「やさしい」という。わが国の高校生の性体験者は四十％になった。人口妊娠中絶の数も急増中である。不登校、ひきこもり、いじめ、凶悪化する非行、離婚、家庭崩壊、学級崩壊、これらはみんな病根を一つにしているところがあるように思う。

家庭にやさしさや温かさの回復を願っての、児童臨床の半生であった。

そのなかで、折にふれて、依頼のあるままに書きためた小文の寄せ集めを、この書物にしていただいた。編集部の唐沢礼子さんの、実に根気のよい援助と激励とそして叱咤のたまもの以外のなにものでもない。今更のように感謝の言葉もない思いでいる。ありがとうございました。

二〇〇一年十月十五日

倉敷市二子の川崎医療福祉大学宿舎にて
岡山大学で放送大学の面接講義を終えた夜に

佐々木　正美

佐々木正美（ささき　まさみ）
1935年　群馬県に生まれる
1966年　新潟大学医学部卒業
1969年　ブリティッシュ・コロンビア大学児童精神科に留学
1971年　国立秩父学園に勤務
1974年　東京大学医学部精神科に勤務
その後小児療育相談センター所長，横浜市南地域療育センター所長，東京女子医科大学小児科講師，東京大学精神科講師などを勤める
現　職　川崎医療福祉大学教授，ノースカロライナ大学精神科臨床教授
著訳書　子どもへのまなざし（福音館書店），自閉症療育ハンドブック（学習研究社），自閉症児の発達単元267，CARS／小児自閉症評定尺度（監訳　岩崎学術出版社）

児童精神科医が語る

発　行　第１刷　2001年11月６日
　　　　第３刷　2008年11月10日
著　者　佐々木正美
発行者　村上　　学
印　刷　広研印刷㈱
製　本　㈱中條製本工場
発行所　（株）岩崎学術出版社
東京都文京区水道１－９－２
電話03-5805-6623
ISBN 978-4-7533-0106-5